AF404372

EXPLICATION

D'UNE

DÉCOUVERTE EXTRAORDINAIRE.

Imprimerie de Wittersheim, rue Montmorency, 8.

EXPLICATION

D'UNE

DÉCOUVERTE EXTRAORDINAIRE

DONT L'IMPORTANCE EST SI GRANDE,

QU'ELLE TOUCHE DE PRÈS

Aux intérêts les plus chers

DE TOUT INDIVIDU

DU GENRE HUMAIN.

> « La nature, avare de moyens,
> est prodigue de résultats. »
>
> BICHAT.

LE DÉPOT DE CE LIVRE EST

A PARIS,

Chez Mr. WARTON, rue Richelieu, n° 68.

—

1841.

EXPLICATION

D'UNE

DÉCOUVERTE EXTRAORDINAIRE.

OBSERVATIONS PRÉLIMINAIRES.

Dois-je vivre longtemps ou mourir bientôt? c'est là une question qui intéresse l'homme profondément depuis l'enfance jusqu'à un âge avancé; c'est la question qui l'intéresse plus que toute autre.

L'intérêt excessif qu'il y porte fait voir avec quel empressement il accueillerait un moyen par l'emploi duquel il pourrait, presque toujours, avoir l'assurance d'atteindre à une extrême vieillesse.

Et si, au lieu de passer une partie, souvent considérable, de sa vie dans un état

I

habituel de maladie et de souffrance, il pouvait, par l'emploi de ce moyen, avoir cette même assurance, et, de plus, celle de conserver toujours la plénitude de la santé, et la possession de toutes ses facultés, on sent qu'il l'accueillerait avec un empressement encore plus grand.

Dans les siècles passés, on a réussi, jusqu'à un certain point, à persuader aux hommes que l'on possédait des moyens de leur accorder cette extension de la vie avec une santé toujours parfaite.

Parmi ces moyens, tout ce qui n'était pas mystère, n'était qu'absurdité; et les hommes regrettèrent tellement d'y avoir pu croire, qu'ils ne voulurent plus en entendre parler.

La médecine, cependant, depuis ces temps-là jusqu'à nos jours, n'a jamais regardé cette idée, réputée extravagante, comme absurde : la seule absurdité qu'elle eût reconnue, était dans les *moyens employés* pour reculer les bornes de la vie et conserver la santé toujours intacte. En effet, en admettant l'efficacité des règles hygiététiques, la médecine admet le principe, et le principe étant une fois admis, il n'y a plus de bornes où l'on doive s'arrêter; car, enfin, en admettant le principe, on admet forcément toutes ses conséquences.

Cependant, par la raison que la médecine n'a jamais pu savoir quels moyens il faut employer pour y réussir, elle n'a jamais voulu en parler davantage. Montrer par le raisonnement que la chose était théoriquement vraie, sans sentir le pouvoir de l'exécuter, paraissait à la médecine un moyen susceptible plutôt de se faire regarder comme insensé, ou condamner comme imposteur, que de faire un travail utile.

C'est sans doute pour cela que l'opinion générale des hommes sur cette question est restée ce qu'elle était il y a des siècles, c'est-à-dire un préjugé; et on ne peut pas douter qu'elle ne se fût considé-

rablement modifiée, si la médecine avait
répandu quelque évidence sur ce sujet
par des travaux et des recherches suivis.

L'auteur, persuadé qu'il peut démontrer que la chose est possible en théorie;
certain de l'efficacité de ses moyens pour
réussir dans la pratique; et convaincu de
l'intelligence des hommes pour reconnaître la vérité, et de leur zèle pour défendre ses droits sacrés; — soumet, dans l'ouvrage qui suit, à l'examen de tous, et ses
raisonnements et ses moyens de réussir
dans la pratique; car il ne pense pas qu'il
puisse se permettre légitimement de reculer devant l'opinion publique pour ce
seul motif qu'elle est diamétralement opposée à la sienne, quand il a la conviction
que, quoique seul, il a la vérité pour appui, et lorsqu'il se sent la force nécessaire
pour la démontrer. Au reste, il engage
ceux qui, par leurs connaissances spéciales, sont appelés à le faire, à examiner
la matière à fond, et il propose, pour qu'il
n'existe pour personne aucun motif de se
refuser à son invitation, de fournir gra-

tuitement aux médecins les moyens de
faire cet examen.

Avant de commencer cet opuscule, il
va donner un aperçu un peu plus détaillé
de son contenu.

I. L'auteur examine pourquoi, dans
l'enfance, la mort fait tant de ravages; —
pourquoi le nombre de ceux qui meurent
jeunes est si grand; — pourquoi le nombre de ceux qui arrivent à un âge un
peu avancé est si peu considérable; —
pourquoi quelques-uns seulement atteignent à une extrême vieillesse, toujours
saine et vigoureuse; — enfin, pourquoi
la mort est connue parmi les hommes
avant le terme de la décadence naturelle.

II. L'auteur examine pourquoi tant de
personnes sont si souvent malades; —
pourquoi tant d'autres le sont habituellement; — enfin, pourquoi l'état de maladie est jamais connu parmi les hommes.

Comme résultat de cet examen, —

L'auteur trouve que mourir avant le terme de la décadence naturelle, aussi bien que souffrir par l'état de maladie, sont des cas exceptionnels dans la vie humaine; qu'ils ne sont nullement nécessaires, et, par conséquent, que la mort peut être reculée jusqu'à une extrème vieillesse, et la maladie bannie à jamais; conséquemment, que, conserver et recouvrer l'état de santé, à quelques rares exceptions près, est toujours dans notre pouvoir. L'auteur adopte ces résultats comme principes.

Une comparaison de ces principes avec ceux reconnus par les médecins les plus renommés de tous les pays, fait voir qu'il n'est rien de contradictoire entre les leurs et ceux de l'auteur.

Enfin, l'auteur s'occupe, —

I. A démontrer comment on peut, presque sans exception de cas, se débarrasser de la maladie avec une grande facilité, et même prévenir son atteinte.

II. A démontrer que, sous ces deux rapports, toutes les maladies sont égales, c'est-à-dire que toutes sont également faciles à maîtriser, que toutes sont également faciles à prévenir.

III. A démontrer que, sous ces deux rapports, tous les hommes sont égaux, c'est-à-dire que, sans être médecins, tous sont également capables de maîtriser leurs maladies, que tous sont également capables de les prévenir.

> (Nota. Il y a naturellement une exception aux trois démonstrations qui précèdent, c'est quand le malade a laissé à la maladie le temps de faire trop de progrès. Pour empêcher qu'un tel accident n'arrive jamais, l'auteur indique des moyens certains de le prévenir, moyens très faciles à suivre).

IV. A démontrer que si, pour guérir les maladies, conserver la santé et étendre la durée de la vie, il a été, dans ses travaux, plus heureux que ceux qui l'ont précédé, ce n'est pas qu'ils niassent la possibilité d'obtenir de pareils résultats,

mais parce que l'agent nécessaire pour
les produire leur était inconnu. C'est
dans la découverte de cet agent que consiste la DÉCOUVERTE EXTRAORDI-
NAIRE.

De l'aperçu du livre que ce peu de
mots donne, on pourrait présumer que
cet ouvrage est plutôt théorique que pratique; c'est tout le contraire, car ces « Observations Préliminaires » indiquent plutôt
les conséquences auxquelles la lecture
de l'ouvrage conduit, que la marche que
l'auteur a réellement suivie dans son
livre pour y arriver. L'auteur a fait
tous ses efforts pour être pratique;
il a simplifié tout pour être intelligible pour tous. Par cette raison et à
cause de la manière simple dont le
livre est écrit, sa lecture n'offrira rien
de compliqué à faire, rien d'abstrait à
saisir, rien de difficile à comprendre.

CHAPITRE PREMIER.

—

1° Les trois principes d'Abernéthy et de Hamilton ; 2° Commentaire sur ces principes ; 3° Ces principes confirmés par Cabanis, Turner Cooke et beaucoup d'autres médecins de tous les pays.

§ 1er. Vers le commencement du siècle présent, deux des plus grands hommes qui aient jamais orné les sciences médicales, ABERNÉTHY et HAMILTON, le premier, médecin anglais, le second, médecin écossais, sans se connaître l'un l'autre (*a*), ont enseigné et démontré : 1° qu'en général, la *santé* et les *forces* proviennent de l'*action saine, régulière* et *naturelle* des fonctions des *intestins ;* et la *faiblesse* et les *maladies,* de *leur dérangement;* 2° qu'après avoir corrigé le dérangement des intestins, la faiblesse et *toutes*

(*a*) Abernéthy était praticien à Londres ; Hamilton, à Edimbourg.

les maladies se guérissent en général parfaitement, avec promptitude, et même
dans ces cas où, auparavant, elles avaient
résisté à *tous* les moyens de guérison, qui,
selon les apparences, étaient *plus directs;*
3° qu'en ne corrigeant pas le dérangement des intestins, la *même* faiblesse et
les *mêmes* maladies ne sont pas susceptibles en général d'être guéries *par aucun
moyen,* ou qu'elles ne le sont qu'en apparence et que très imparfaitement. (Voir
§ 5o.)

§ 2. En premier lieu, on entend par ces
trois principes d'Abernéthy et de Hamilton, que lorsque quelqu'un est *malade,
quelle que soit la maladie,* soit aiguë, soit
chronique, les intestins sont, presque
sans exception de cas, dérangés, et, par
conséquent, irréguliers dans leur action;
ou, ce qui revient au même, qu'ils ne pro-
curent pas à la personne des *évacuations
saines, libres, copieuses, journalières et naturelles (a);* et qu'en rétablissant les intestins
dans un état tel qu'ils fonctionnent *sainement, librement, copieusement, journelle-*

ment et *naturellement,* on réussira, en général, *par ce seul moyen,* à guérir parfaitement la maladie quelle qu'elle soit; et,
qu'en général, on ne réussira pas à la guérir, ou que très imparfaitement, *par aucun autre moyen* (*b*).

(*a*) Par les évacuations naturelles, nous enten-
dons celles qui ont lieu sans l'emploi de lavements
ou autres médicaments.

(*b*) Comme, dans la plupart des cas, chacun croit
que ses intestins sont dans un état libre, régulier,
en un mot, sain, lorsqu'ils ne le sont pas, nous
indiquerons plus loin les moyens de connaître leur
état rée'.

§ 3. En deuxième lieu, on entend par ces
trois principes d'Abernéthy et de Hamilton, que, lorsque quelqu'un a une *constitution faible et mauvaise,* de même les
intestins sont, d'ordinaire, trop lents dans
leur action, ou plus ou moins dérangés ;
et qu'en réussissant à les faire fonctionner sainement, librement, copieusement,
journellement et naturellement, on réussira, en général, surtout pendant l'enfance,
l'adolescence et la jeunesse, à *régénérer* la

constitution, et à y ajouter *toute la force désirable*. (*Voir la note* (*a*) du § 8.)

§ 4. En troisième lieu, on entend par ces trois principes d'Abernéthy et de Hamilton, que, lorsque la *masse générale du sang* de quelqu'un est en *état impur*, — pareillement les intestins sont d'ordinaire dérangés; et qu'en réussissant à les faire fonctionner sainement, librement, copieusement, journellement et naturellement, on réussira, en général, surtout pendant l'enfance, l'adolescence et la jeunesse, à ramener le sang à un *bon état*, et à lui donner *toute la pureté désirable*. (*Voir la note* (*a*) du § 8.)

§ 5. En quatrième lieu, on entend par ces trois principes d'Abernéthy et de Hamilton, que, lorsque quelqu'un souffre de quelque *affection nerveuse générale*, — de même les intestins sont, d'ordinaire, dérangés depuis longtemps, et, qu'en réussissant à les faire fonctionner sainement, librement, copieusement, journellement et naturellement, on réussira, dans la plupart des cas, à guérir *ces affections;* et qu'en général, on ne réussira pas à les guérir *par aucun autre moyen.*

§ 6. En cinquième lieu, on entend par ces trois principes d'Abernéthy et de Hamilton, que, lorsque quelqu'un souffre, dans quelques parties du corps , surtout dans *les extrémités,* soit supérieures soit inférieures, par des *affections nerveuses partielles,* par la *débilité musculaire,* ou par une *affection paralytique,* — pareillement, les intestins sont, d'ordinaire, trop lents dans leur action, ou plus ou moins dérangés depuis longtemps; et, qu'en réussissant à les faire fonctionner sainement, librement, copieusement, journellement et naturellement, on réussira, en général, à ramener les parties atteintes des affections nerveuses, à leur *état normal;* les parties affectées de la débilité musculaire, à la *force musculaire;* et les parties saisies des affections paralytiques, à l'*état sain et naturel.*

§ 7. En sixième lieu, on entend par ces trois principes d'Abernéthy et de Hamilton, que, lorsque quelqu'un, sans être malade, est cependant *faible, maigre* ou *délicat*, soit depuis peu, soit habituellement, — de même les intestins sont, presque dans tous les cas, trop lents dans leur action, ou plus ou moins dérangés; et qu'en réussissant à les faire fonctionner sainement, librement, copieusement, journellement et naturellement, on réussira, en général, *par ce seul moyen,* à rendre la vigueur et la force; et enfin, qu'en général, on ne réussira pas à obtenir ce résultat *par aucun autre moyen.*

§ 8. En septième lieu, on entend par ces trois principes d'Abernéthy et de Hamilton, que, lorsque, dans la période de l'enfance ou de l'adolescence, quelqu'un est d'une *stature amoindrie,* — pareillement les intestins ont été, d'ordinaire, trop lents dans leur action, ou plus ou moins dérangés; et qu'en réussissant à les faire fonctionner sainement, librement, copieusement, journellement et naturellement, on réussira, en général, à donner de l'*impulsion à la croissance,* et ainsi, pro-

portionnellement à la jeunesse de la personne, à la faire devenir *grande et forte* (*a*).

(*a*) Dans l'enfance et l'adolescence, le dérangement des intestins, s'il est habituel, mène, non-
seulement à la faiblesse du corps et aux maladies,
mais aussi à la *petitesse*. C'est des intestins que le
corps dépend pour sa nourriture. Si, en raison de leur
état de santé, ils fonctionnent bien, le corps est bien
nourri, et la personne devient grande et forte ; si,
à cause de leur dérangement, ils fonctionnent mal, le
corps est mal nourri, et la personne devient petite
et faible ; et si leurs fonctions cessent, le corps cesse
d'être nourri, et la personne meurt. D'après ces
considérations, on voit que, pour que le corps soit
bien nourri, la bonne nourriture seule ne suffit pas.

§ 9. En huitième lieu, on entend par ces
trois principes d'Abernéthy et de Hamilton, que, lorsque, dans la période de l'enfance ou de l'adolescence, quelqu'un est
*privé d'une symétrie agréable dans les traits
du visage, ou de proportions gracieuses dans
le reste du corps,* — de même les intestins
ont été, d'ordinaire, trop lents dans leur
action, ou plus ou moins dérangés ; et
qu'en réussissant à les faire fonctionner
sainement, librement, copieusement, journellement et naturellement, on réussira,
en général, *à corriger* ces défauts, propor-

tionnellement à la jeunesse de la personne (*a*).

(*a*) Que les *défauts des traits du visage* et *ceux des proportions du corps*, dans l'enfance et dans l'adolescence, proviennent, comme la *petitesse,* du dérangement des intestins quand cet état est habituel, cela ne peut être douteux. Comme l'observation nous a instruit que cet état de dérangement produit la faiblesse du corps, et par la suite les maladies, elle nous a fait remarquer que les maladies sont toujours accompagnées d'une détérioration dans la symétrie des traits du visage, et que c'est seulement en proportion que le corps reprend ses forces, que cette détérioration disparaît. Le corps tout entier étant, par la longue durée du dérangement des intestins, dans un état toujours plus ou moins grand de souffrance, une irritation continuelle de tout le système nerveux survient ; le cerveau, donc, partage cette irritation, et, par conséquent, l'ame la partage aussi. De suite, toutes ses opérations deviennent fortement affectées. Son ardeur est remplacée par la froideur ; son état paisible, par un caractère sombre ; sa gaieté, par la mélancolie. Dans cet état, la personne voit toutes choses autrement qu'elles ne sont. Ses pensées sont dépourvues de la vigueur qui autrefois les animait, les faisait briller ; et les passions elles-mêmes, qui par leur flux et reflux, empêchent qu'un même état de paix ne tarisse l'énergie de l'ame, conservent à peine du mouvement en elle. Peut-on s'étonner

que les traits du visage, qui reproduisent tout ce
qui se passe dans l'ame, prennent et conservent,
après de si longues et de si nombreuses souffrances,
un caractère détérioré, difforme!

§ 10. Ayant, il nous semble, expliqué
d'une manière satisfaisante, comment,
par le dérangement des intestins, la belle
symétrie du visage devient toute changée;
il est facile d'appliquer le même raisonnement pour se convaincre que le même
état peut mener à des proportions dété-
riorées des autres parties du corps, ou
même du corps tout entier.

§ 11. En neuvième lieu, on entend par
ces trois principes d'Abernéthy et de Hamilton, que, lorsque quelqu'un, quoique
dans l'état apparent de santé parfaite,
n'est pas vigoureux, pareillement les intestins sont, d'ordinaire, trop lents dans leur
action, ou plus ou moins dérangés; et
qu'en réussissant à les faire fonctionner
sainement, librement, copieusement, jour-
-nellement et naturellement, on réussira,

en général, à faire devenir la personne *aussi vigoureuse qu'elle peut désirer de l'être*.

§ 12. En dixième lieu, on entend par ces trois principes d'Abernéthy et de Hamilton, que, lorsque les *personnes âgées sont accablées d'infirmités,* — leurs intestins, d'ordinaire, sont trop lents dans leur action, ou plus ou moins dérangés; et qu'en réussissant à les faire fonctionner sainement, librement, copieusement, journellement et naturellement, on réussira, en général, à les guérir de ces infirmités, ou à diminuer fortement leur intensité, et, par ce moyen, *à prolonger considérablement leurs jours.*

§ 13. En onzième lieu, on entend par ces trois principes d'Abernéthy et de Hamilton, que, en général, pour *se préserver de toute maladie*, on n'a qu'à conserver les intestins dans un état tel qu'ils fonctionnent sainement, librement, copieusement, journellement et naturellement; et qu'en général, en négligeant de conserver les intestins dans un tel état, on ne réussira pas à échapper aux attaques des maladies souvent *les plus graves.*

§ 14. En douzième-lieu, on entend par ces trois principes d'Abernéthy et de Ha-milton, qu'en général, *pour prolonger la vie beaucoup au-delà du terme ordinaire,* c'est-à-dire *lui donner toute l'étendue qui est dans les conditions de la nature humaine,* il suffit de conserver les intestins dans un état tel qu'ils fonctionnent sainement, li-brement, copieusement, journellement et naturellement; et qu'en général, en négli-geant de conserver les intestins dans un tel état, on n'échappera, par aucun moyen, à une mort prématurée, qui, par suite de cette négligence, est le sort de presque tous les hommes.

§ 15. Quoique la correction du dérang-ement des intestins doive produire gé-néralement des résultats tels que nous ve-nons de les indiquer dans les §§ 2, 3, 4, 5, 6, 7, 8, 9, 10, 11, 12, 13, 14, nous reconnais-sons qu'il y a des cas où la correction de ce dérangement ne réussirait pas à produire ces résultats ; nous reconnaissons même qu'ils y a des cas où ce dérangement n'existe pas. Mais ces faits n'affaiblissent nullement nos principes ; car ils ne sont que des cas *exceptionnels*, et, par conséquent, ils ne doivent pas s'opposer en rien à nos conclusions. L'origine de ces *cas exceptionnels* remonte, pour la plupart, aussi haut que la *naissance* des personnes. Une personne tire de ses parents sa maladie; une autre, sa constitution maladive et faible ; une troisième, le vice de son sang; une quatrième sa stature amoindrie; une cinquième, la symétrie peu agréable des traits de son visage; une sixième, les proportions peu gracieuses du reste de son corps.

§ 16. De ce que nous venons de reconnaître, il ne faut pas se hâter de conclure que toute maladie et tout défaut qui remontent jusqu'à la naissance même, ne sont nullement susceptibles d'être guéris ou corrigés, ou, dans tous les cas, diminués dans leur intensité; car, quoique à la vérité, ces cas soient d'une nature telle qu'ils exigent plus de temps pour être complètement guéris, il est rare, en suivant les préceptes d'Abernéthy et de Hamilton, qu'ils soient entièrement irremédiables. Les conformations *génériques* de familles, lorsqu'elles ne sont pas belles, acquièrent des modifications *spécifiques plus belles* que celles du père et de la mère, si les intestins de l'enfant fonctionnent énergiquement; mais, au contraire, *moins belles*, si ces viscères sont, la plupart du temps, dérangés.

§ 17. Il en est précisément de même des faiblesses du corps, des proportions peu gracieuses des membres, et des maladies qui remontent jusqu'aux parents. Faire fonctionner parfaitement, régulièrement et naturellement les intestins, manque rarement de corriger ces proportions et de guérir ces faiblesses et ces maladies, ou, dans tous les cas, de diminuer leur intensité. La nature tend constamment à nous favoriser, — elle fait des efforts non-seulement pour corriger les *défauts* et les *maux* que le malheur, la négligence, ou

les accidents peuvent occasionner, mais
aussi pour ajouter à toutes ses régénéra-
tions une harmonie délicieuse et des proportions ravissantes. Il en est du corps
humain, comme des grands corps qui
occupent les régions de l'espace : s'il est
vrai que la nature reconnaît des forces
perturbatrices, il est vrai aussi qu'elle sait
tirer de ses lois les moyens de réparer
tous les dérangements que ces forces
peuvent occasionner.

§ 18. Ayant présenté, en ce qui précède, les trois principes d'Abernéthy et de
Hamilton avec un commentaire assez
étendu, nous voudrions faire observer
que ces grands hommes ne sont pas les
seuls qui se soient aperçus de ces vérités.
Vers le commencement du siècle présent,
Cabanis, un des médecins les plus célè-
bres de France, et même du monde, attri-
buait, dans ses « Rapports du physique
et du moral de l'homme », *toutes les maladies aux dérangements de ces mêmes parties
du corps.* Turner Cooke, médecin anglais,
partage les mêmes sentiments, et, dans ses
« Observations », publiées assez récem-

ment, il fait voir le succès que doit attendre l'application de ces principes à toutes
ou à presque toutes les maladies du corps
humain. Il assure formellement que « *Il
n'y a réellement aucun cas de maladie, lorsque ces mêmes parties du corps ne sont pas
affectées.* » Beaucoup d'autres, comme
nous verrons plus loin, ont écrit dans le
même sens ; et aujourd'hui, on trouverait
assez difficilement un seul médecin, en
quelque pays que ce soit, qui, en appro-
fondissant les causes des maladies et leurs
relations entre elles, ne soit pas dominé
par de pareilles convictions.

§ 19. Nous allons voir, dans les cha-
pitres qui suivent, quelle est la *Découverte
Extraordinaire* à laquelle la matière qui
précède est une introduction.

CHAPITRE DEUXIEME.

—

Appareil digestif. — Nécessité de le connaître pour comprendre le sujet que nous traitons.

§ 20. En commençant, il importe de donner, de l'appareil digestif, une explication claire et intelligible pour tout le monde. Pour ceux qui n'ont pas de connaissances spéciales sur ces matières, cette explication, convenablement donnée, aura, pour faire comprendre le sujet que nous traitons, le même avantage qu'ont les cartes hydrographiques pour ceux qui traversent les mers. L'explication que donne de cet appareil le docteur Besuchet, dans son opuscule sur la Gastrite, 3e édition, page 12, étant moins hérissée d'expressions scientifiques, et, pour cela, plus simple que toute autre que nous connaissions, nous ne pensons pas pouvoir mieux faire que de la transcrire.

§ 21. « Le conduit ou tube digestif est
un long canal qui parcourt intérieure-
ment tout le corps humain, en affectant
diverses formes, et prenant diverses posi-
tions; son orifice supérieur ou embou-
chure est à la face; formé par les lèvres,
il commence à la bouche; sa termination
ou orifice inférieur est à la partie infé-
rieure du tronc, formée par le bourrelet
de l'anus et le sphincter; ses ramifications
sont nombreuses; dans son parcours, vien-
nent s'aboucher les divers canaux desti-
nés à recevoir et à porter les fluides qui
doivent réparer les pertes qu'éprouve continuellement le corps humain, et à entretenir non-seulement la vie générale, mais
encore chacun de nos organes dans l'inté-
grité de leurs fonctions; le canal digestif
communique, soit directement, soit in-
directement, avec toutes les parties du
corps humain, et exerce surtout une sympathie très intime sur les fonctions de
l'organe cérébral, qui, à son tour, réagit
sur lui d'une façon non moins puissante.

§ 22. « Quoique l'on puisse dire avec

vérité que le canal digestif ne soit qu'un
seul et même organe, depuis la bouche
jusqu'à l'anus, les anatomistes, autant
pour en faciliter l'étude qu'à cause de la
forme différente qu'affectent plusieurs de
ses parties et des fonctions qu'elles remplissent, ont donné à chacune de ces parties des noms différents que nous n'avons
pas la prétention de supprimer; ainsi, en
procédant par ordre de position, nous
trouvons d'abord la cavité de la bouche
dans laquelle nous remarquons les dents,
la langue, les glandes salivaires placées
dans l'intérieur de la bouche, puis l'ar-
rière-bouche, puis le gosier, puis l'œsophage ou commencement du canal alimentaire, puis l'estomac, puis le canal intestinal qui est une seule et même pièce,
bien que les anatomistes le distinguent en
intestins grêles et en gros intestins, dé-
signés encore entre eux sous des noms
différents, puis enfin l'anus, orifice qui livre passage au *caput mortuum* de la digestion.

§ 23. « La première portion du tube
digestif occupe la partie supérieure du

tronc, à commencer de la bouche, suivant la direction du col et traversant toute la cavité de la poitrine dans le sens de sa longueur ; sa partie moyenne est formée par l'estomac, qui occupe le milieu du tronc environ ; la dernière partie, qui se compose des intestins, bien plus considérable en longueur que les deux autres ensemble, occupe la plus grande partie de la capacité du ventre, où elle se replie sur elle-même pour former ce que l'on appelle les circonvolutions intestinales.

§ 24. « L'acte de la digestion commençant par la bouche, y opère la première période, celle de la mastication.....

§ 25. « Les aliments liquides reçus dans la bouche passent immédiatement et sans préparation dans l'estomac, où ils arrivent en passant par l'œsophage. Les aliments solides, qui ont le même chemin à parcourir, sont d'abord retenus dans la bouche pour y être déchirés, broyés entre les dents ; les alvéoles osseuses des vieillards remplacent les dents, que l'âge

ou les maladies diverses leur ont fait perdre ; la langue soulève la portion d'aliment soumise à la trituration, elle la pro-
mène sous les arcades dentaires et présente les parties les plus résistantes là où
il se trouve la plus grande puissance de
trituration... Pendant que le bol alimentaire est ainsi promené sous les dents pour
être broyé, les glandes et les canaux salivaires fournissent une suffisante quantité
de salive, substance dissolvante indispensable à la digestion ; cette salive se mêle,
par les efforts combinés de la langue, des
dents, des joues et des lèvres, avec la substance alimentaire ; elle concourt à former une sorte de pâte demi-liquide que
la langue charge sur sa base ; puis, en
plaçant sa pointe comme un levier vers le
bord de l'arcade dentaire, elle chasse cette
petite masse ou plutôt la conduit, à l'aide
de son élasticité, jusqu'à l'ouverture du
conduit œsophagien... Bien que l'estomac
soit situé plus bas que l'ouverture œso-
phagienne, les substances alimentaires *so-*
lides ou *liquides* y sont réellement portées
comme elles le seraient par une main, à
l'aide des contractions successives du

tube membraneux et musculaire qu'elles doivent parcourir.......

§ 26. « Les aliments pénètrent dans l'estomac par son orifice supérieur, nommé cardiaque; là ils subissent, par l'effet de la chaleur, de l'action musculaire de l'estomac et du mélange d'un fluide nommé suc gastrique, une transformation en une sorte de bouillie homogène, dont l'acidité est le caractère dominant; le suc gastrique pénètre la masse alimentaire, s'unit intimement avec elle et provoque, dit-on, par l'action excitante qu'il exerce sur les parois de la membrane muqueuse, le second orifice de l'estomac, le pylore, à livrer passage à cette masse ainsi préparée, qui alors passe dans le premier des intestins, pour y subir une nouvelle opération.

§ 27. « Arrivé à ce point de la digestion, la masse nutritive subit une dernière et importante opération; d'une part, elle reçoit, d'un certain viscère nommé pancréas, un suc particulier, qui a beaucoup d'analogie avec la salive, c'est le suc

pancréatique; d'autre part, le foie fournit et envoie, par la vésicule biliaire ou
du fiel, une certaine quantité de bile, véritable savon animal, qui vient tempérer
l'acidité contractée dans l'estomac, et donner à la masse nutritive une disposition
alcaline dans les proportions voulues et
hors de toute analyse humaine.

§ 28. « A compter de ce moment, la
masse nutritive chemine sans interruption
par les lois physiologiques, qui ne sont
perverties qu'en cas de trouble maladif,
le long du tube intestinal; c'est à compter de ce moment que la nature déploie
ses admirables ressources de prévoyance
et de conservation. C'est le long du canal
intestinal, et à compter du moment où la
masse nutritive a reçu sa dernière élaboration, que se trouvent cette multitude
de canaux, qui prennent chacun ce qui
leur appartient, les uns pour l'entretien
des organes qui fonctionnent sans cesse
et se reproduisent continuellement, les
autres pour fournir à ces mêmes organes
les éléments propres à former les fluides
de diverses natures, et nécessaires, soit à

notre conservation, soit à notre repro-
duction. La matière chemine toujours
avec une lenteur réglée, en suivant le
cours des sinuosités des intestins ; sur
tout son passage se trouvent des vaisseaux absorbants qui aspirent jusqu'à la
fin sa partie nutritive, et lorsque le résidu
de la digestion arrive dans les derniers
intestins, que sa présence sollicite à se
contracter pour l'expulser au dehors, on
peut dire qu'elle ne contient pas aucun
des éléments propres à la nutrition animale. »

CHAPITRE TROISIÈME.

—

Les lavements, n'importe de quelle espèce, n'ont qu'une action passagère. — Pour qu'ils renouvellent cette action, il faut les employer de nouveau. — Leur emploi, loin de mettre les intestins en état de fonctionner naturellement et spontanément, conduit, au contraire, à la nécessité éternelle de le continuer. — Témoignage du docteur Barras sur ces matières. — Pour effet ultérieur, les lavements épuisent les forces physiques et morales, amènent de nombreuses maladies, et abrègent considérablement la vie.

§ 29. On sait que dans les cas où, par suite d'une constipation habituelle ou d'un grand échauffement, les intestins ne remplissent plus leurs fonctions naturelles, le moyen généralement employé pour les y contraindre, est *les lavements.*

§ 30. On a toujours trouvé, contre les lavements, une grande objection; c'est que leur emploi mène rapidement à la nécessité éternelle de les continuer, quand même on ne ferait usage que d'eau. Le désagrément de faire constamment usage de lavements, serait plus supportable si la santé ne souffrait pas de leur emploi ; mais il n'en est pas ainsi. Quelque temps après avoir commencé l'emploi des lavements, les intestins perdent complètement leur faculté naturelle de s'évacuer. Les lavements débilitent le rectum, toujours de plus en plus, jusqu'à ce qu'il ne puisse plus opérer ses expulsions périodiques. La faculté ainsi perdue de s'évacuer ne revient que par la cessation de l'emploi des lavements, et par le traitement que nous indiquerons plus loin.

§ 31. Les observations précédentes s'appliquent seulement à l'emploi *habituel* des lavements ; — leur emploi occasionnel est quelquefois utile.

§. 32. A l'appui de ce que nous venons de dire sur les lavements, nous renvoyons le lecteur à l'excellent *Traité du docteur Barras sur les Gastralgies* (a), où on lit ce

(a) 3ᵐᵉ. éd , vol. 1, p. 550.

qui suit : « Il ne faut point répéter l'emploi des lavements trop souvent, comme on le fait aujourd'hui, parce que leur fréquence produit des accidents qui ne sont nullement compensés par l'avantage des évacuations qu'ils déterminent. En effet, ces évacuations ne soulagent que momentanément; tandis que les coliques flatulentes, les gonflements abdominaux, la tympanite même, occasionnés par l'abus des lavements, durent plusieurs jours. Ces inconvénients résultent surtout des lavements les plus usités, comme ceux à l'eau tiède, à la graine de lin, etc.; et ce n'est pas le seul reproche que l'on puisse leur faire : ils méritent encore celui de n'être que des moyens palliatifs, et d'entretenir même le mal auquel on veut remédier par leur emploi; car il est de fait que, dans les nevroses gastriques, les lavements émollients perpétuent la constipation; qu'elle devient d'autant plus difficile à vaincre qu'on en use davantage, et que plus on en prend, plus on est obligé d'en prendre. Ce que nous disons ici, je l'ai observé dans une multitude de faits, notamment sur moi-même. »

§ 33. Si le foie ne sécrète pas une bile saine et assez abondante, la bile versée dans les intestins manque en quantité et en force. Dans ce cas, les intestins cessent presque entièrement de s'évacuer. Une bile saine et assez abondante, n'étant plus sécretée par le foie, les autres fonctions importantes des intestins deviennent aussi fortement dérangées. Or, par l'emploi habituel des lavements, la sécretion biliaire s'altère et diminue notablement.

§ 34. Pareillement, si l'estomac n'o-père pas la sécrétion d'un *suc gastrique* sain et assez abondant, il ne peut pas se faire une digestion des aliments convenable pour garantir la santé et les forces. Et comme surcroît de mal, les restes des aliments qui ne sont que partiellement digérés, s'altèrent, se corrompent, et deviennent des matières étrangères, impures, délétères, dans les intestins, d'où elles sont en partie absorbées et por-tées dans la masse générale du sang,

par les milliers de vaisseaux chylifères
qui s'y trouvent. Le sang devient ainsi
vicié, et la constitution maladive. La partie qui reste encore de ces matières impures, et qui doit passer par le reste des
intestins, ne manque pas de causer une
irritation tout le long de ce vaste canal,
ce qui produit directement de funestes
effets sur le système nerveux, et, par son
intermédiaire, des effets analogues sur le
système général.

§ 35. Or, tous ces maux, si graves et si
nombreux qu'ils paraissent, sont amenés
par l'usage des lavements, car leur emploi
altère le suc gastrique et en diminue considérablement la quantité. L'altération et
la diminution de la bile, dont nous avons
parlé plus haut, augmentent encore l'altération et la diminution du suc gastrique,
et contribuent fortement à la formation
de ces matières impures et corrompues,
dont nous avons déjà parlé, dans les intestins, et à tous les maux qui en tirent
leur source.

§ 36. A proprement parler, la sécrétion

saine et abondante de la bile, et celle du suc gastrique, dépendent réciproquement l'une de l'autre; aussitôt donc que l'une commence d'être altérée et diminuée, l'autre s'altère et diminue aussi; et les maux que chacune, quand elle est détériorée, produit séparément en tant de manières, sont augmentés par les qualités malfaisantes de l'autre. On ne doit donc pas s'étonner qu'une digestion malsaine s'opère, qu'un chyle impur s'élabore, qu'un sang corrompu se forme, que des humeurs mauvaises se produisent par tout le corps, et qu'une constitution maladive s'engendre. C'est ainsi que le corps éprouve une diminution de ses forces; qu'il n'est plus, par conséquent, en état de devenir grand et fort dans l'adolescence; de remplacer, à la même période, ses proportions défectueuses par une symétrie gracieuse; de résister efficacement aux attaques des maladies subites; ou de se débarrasser des affections maladives qui ont pu déjà s'emparer de quelques-unes de ses parties.

§ 37. De ce bref aperçu des conséquences fâcheuses qui proviennent de l'usage des lavements, on voit que leur emploi ouvre un chemin bien large aux maladies. Il mine, en effet, les meilleures et les plus robustes constitutions. Pour la raison que les sécrétions par le foie, les reins, la peau, et par dessus tout, par le canal intestinal, ne peuvent plus se faire d'une manière saine, le sang ne peut plus se débarrasser convenablement de ses impuretés;—les suites de cet état doivent être la faiblesse du corps et la maigreur; les affections nerveuses dans les membres; une affection nerveuse générale; les débilités musculaires ou les affections paralytiques; enfin la vie, au lieu de s'étendre jusqu'au terme naturel, doit souvent se raccourcir d'un quart, ou peut-être même d'un demi-siècle.

CHAPITRE QUATRIÈME.

—

Si, au lieu d'employer les lavements, on réussissait à trouver un *moyen naturel* de faire fonctionner les intestins, nous éviterions, par son emploi, tous les maux graves qu'amène celui des lavements, et, de plus, nous retirerions tous les douze avantages décrits dans notre premier chapitre. — Un MOYEN NATUREL, tel que nous l'avons décrit, vient réellement d'être trouvé. — Il s'emploie facilement, il est agréable et peu coûteux.

§ 38. Nous avons vu, dans le premier chapitre, qu'il est impossible de se procurer la santé, la force, etc., lorsque les intestins refusent de remplir leurs fonctions naturelles, jusqu'à ce que l'on ait réussi à les ramener complètement à leur état normal, c'est-à-dire à fonctionner sainement, librement, copieusement, journellement, et, par la suite, à fonctionner naturellement, ou *sans employer aucun moyen artificiel.*

§ 39. Nous avons vu, dans le troisième

chapitre, que les lavements, c'est-à-dire;
les moyens généralement employés, n'ont
qu'une action passagère; que pour qu'ils
renouvellent cette action, il faut les employer de nouveau; que, par leur emploi,
on ne réussit pas à remettre les intestins
en état de fonctionner naturellement et
spontanément; et qu'ils ont, d'ordinaire,
pour effets ultérieurs, l'épuisement des
forces physiques et morales, de nombreuses maladies et l'abréviation de la vie.
Cependant, sentant, d'un autre côté, que
nous avons besoin d'un moyen auxiliaire
pour faire remplir aux intestins leurs fonctions naturelles, quand ils sont dérangés,
nous sommes conduits à la conclusion
suivante : Si, lorsque les intestins refusent de remplir leurs fonctions naturelles,
au lieu d'employer les lavements, on réussissait à trouver un MOYEN NATUREL
de faire fonctionner les intestins sainement, librement, copieusement, journellement et naturellement, non-seulement
nous éviterions, par son emploi, tous les
maux qui suivent celui des lavements,
mais, encore, nous retirerions tous les
avantages que nous avons décrits dans

notre premier chapitre, qui proviennent
de l'action naturelle des intestins.

§ 40. Ainsi, dans presque tous les cas,
ceux qui emploieraient *ce moyen naturel,* ne
connaîtraient plus ce que c'est que d'être
assujétis à *aucune maladie;* ce que c'est
que de *n'être pas vigoureux;* ce que c'est
que d'avoir une constitution *faible et
mauvaise;* ce que c'est que d'avoir la *masse
générale du sang* en état impur; ce que c'est
que d'éprouver des *affections nerveuses générales* ou *particulières,* la *débilité musculaire,* ou des *affections paralytiques;*
ce que c'est que de sentir de la *faiblesse* dans aucune partie du corps; s'ils
étaient encore assez jeunes, ce que c'est
que de posséder des *proportions de corps
peu grâcieuses,* ou une *symétrie peu agréable dans les traits du visage;* ou, s'ils étaient
déjà âgés, ce que c'est que *d'être acca-
blé d'infirmités;* enfin, ce que c'est que
de *mourir sans avoir atteint le dernier
terme auquel la vie humaine peut atteindre.* Plus de ces enfants délicats et
faibles, plus de ces personnes petites et
maigres, plus de ces gens flétris si long-

temps avant l'âge. Au contraire, les *en-fants* deviendraient forts; les *adolescents* grands et robustes; les *hommes* faits et les *femmes,* sains et vigoureux; et les *vieillards*, rajeuniraient.

§ 41. Mais, les personnes qui sentiraient le plus de reconnaissance pour une telle découverte, seraient celles qui, pendant une portion considérable de leur existence, s'étant trouvé forcées de faire usage de lavements, ont éprouvé tous les désagréments, les souffrances, les maux qui en étaient les suites inévitables, et que nous n'avons fait que signaler, — elles seules sauraient estimer une telle découverte à sa juste valeur.

§ 42. Un moyen naturel, tel que nous l'avons décrit, vient *réellement d'être trou-vé*. C'est un moyen qui, *sans lavement*, fait, dans les cas les plus opiniâtres, fonctionner les intestins sainement, librement, copieusement, journellement et naturellement, — un moyen qui rend, après quelque temps, même *son propre emploi super-*

flu, en laissant le canal intestinal dans la possession complète de la faculté de fonctionner *spontanément* et *parfaitement* sous tous les rapports (*a*).

(*a*) Ici on doit faire observer, que, si l'on réussit à trouver un moyen d'améliorer de jour en jour l'état des intestins, et ainsi, par la suite, de parvenir à les faire fonctionner naturellement et énergiquement pendant une période de temps assez longue, comme toutes les autres parties du corps qui ont pu être dérangées, ils recouvreront d'eux-mêmes, après quelque temps, la force qu'ils avaient perdue, et fonctionneront ainsi, toujours parfaitement, sans l'emploi d'aucun moyen artificiel.

§ 43. Le MOYEN NATUREL qui constitue cette «*découverte extraordinaire*,» découverte *dont l'importance est si grande qu'elle touche de près aux intérêts les plus chers de tout individu du genre humain,*» c'est l'emploi habituel, pour une partie de la nourriture, de la *Farine des Lentilles Warton.*

§ 44. Parmi les diverses espèces de Lentilles qui sont cultivées en France, il y en a quelques-unes qui sont alimentaires, et chacune possède de plusieurs variétés. C'est d'une de ces Lentilles alimentaires de France, *mais cultivées dans un climat chaud,* que l'on obtient la farine de Lentilles Warton. Cette seule différence de climat a fait que ces lentilles, qui possèdent toutes les propriétés nutritives des lentilles ordinaires aient, de plus, la propriété de rétablir les intestins dans toute l'énergie de leurs fonctions, et de produire ainsi les effets extraordinaires, dont nous avons déjà donné un aperçu.

§ 45. On ne doit pas s'étonner qu'une différence de climat occasionne une différence si extraordinaire dans la même production naturelle. Tout le monde sait qu'il en est de même du vin, qui diffère de qualité suivant le pays où les raisins sont produits. On reconnaît aussi que les propriétés des cafés Bourbon, Martinique et Moka sont très différentes. Cependant, dans les trois cas, c'est le même arbre. Ces différences, par conséquent, dérivent *uniquement* de la différence des climats de sa culture.

§ 46. Ce moyen naturel s'emploie facilement; il est agréable, nourrissant et peu coûteux; il est à la portée de tout le monde; il est convenable aux plus délicats comme aux plus robustes; il est adapté à tout état de santé, et presque à tout état de maladie où quelque nourriture est permise; il est enfin applicable aux deux sexes et à tous les âges, depuis l'enfant jusqu'au vieillard.

§ 47. Dans les cas de *constipation*, même les plus obstinés et les plus anciens, sans pouvoir jamais aller à la garde robe, sinon par les lavements, cet aliment fait fonctionner les intestins sainement, librement, copieusement, journellement et naturellement, sans qu'ils soient jamais purgés ou jamais irrités. *Cet effet étant naturel, est, en cela, directement opposé à celui des lavements.*

§ 48. Dans l'état contraire des intestins, c'est-à-dire, dans l'état de *relâchement*, de *dévoiement* ou de *diarrhée*, cet aliment est aussi un prompt et parfait moyen de guérison.

CHAPITRE CINQUIÈME.

Le principe sur lequel notre Moyen Naturel repose, pour guérir généralement toutes les maladies et produire tous les autres effets extraordinaires que l'on obtient par son emploi. — Exemples rapportés par Abernéthy. — Raisons qui font voir, jusqu'à l'évidence, que notre manière de traiter les maladies, en général, et de les prévenir, est la seule qui puisse être généralement suivie de succès. — Pourquoi les effets des accidents deviennent, souvent, fâcheux. — Comment on empêche ces effets. — L'emploi du Moyen Naturel rend la saignée inutile — Liste de médecins qui n'ignoraient pas les trois principes d'Abernéthy et de Hamilton.—Les anciens en avaient un aperçu.

§ 49. Notre système de guérison, comme il a été déjà expliqué, découle de ce principe, qu'en remettant les intestins, lorsqu'ils sont affectés, soit de constipation, soit de relâchement, en état de fonctionner sainement, librement, copieusement, journellement et NATURELLEMENT, on guérit, par cela seul, presque toutes les maladies dont on peut être atteint, et plus sûrement que par tout autre moyen.

§ 5o. Ce principe récent du traitement de maladies différentes et *opposées*, — principe à la fois si important et si extraordinaire par sa *simplicité*, nous vient, comme nous l'avons déjà vu, d'Abernéthy, et de Hamilton. Ils se sont occupés, Abernéthy surtout, d'enseigner et de dé-montrer, qu'il est très rare que l'on ait une maladie, de quelque espèce et dans quelque partie du corps que ce soit, sans que les intestins soient, de suite, affectés plus ou moins gravement; qu'aussitôt que les intestins deviennent malades, la maladie originelle devient plus grave; que la maladie originelle étant devenue plus grave, les intestins empirent, et ainsi de suite, l'un agissant continuellement sur l'autre par une action réciproque. De plus, ils ont démontré que, sans guérir d'abord les intestins ainsi affectés, toute tentative pour guérir ces maladies serait inutile; mais qu'en guérissant les intestins, on guérit d'ordinaire, par cela seul, et plus sûrement que par tout autre moyen, la plupart des maladies dont on peut être atteint. Enfin, ils ont démontré que, si les intestins sont les premiers atteints, les autres organes digestifs, — savoir, l'estomac et le foie, — deviennent de suite gravement affectés, que l'estomac ne digère plus sainement les aliments, que le foie ne sécrète plus convenablement la bile, ni sous le rapport de la quantité ni de la qualité; et que, si les intestins restaient dans cet état pendant quelque temps, toute la constitution serait fortement ébranlée et deviendrait prédisposée aux maladies, si même quelques autres organes principaux, tels que les poumons, le cerveau, etc., ne ressentaient pas fortement la secousse générale.

§ 51. Après avoir vu, par l'explication précédente, où tant de maladies prennent leur source, comment d'autres durent si longtemps, d'où toutes tirent une augmentation d'intensité, d'où elles puisent, si souvent, la force de résister à

tout traitement médical, il est facile de
voir qu'en s'étant procuré les moyens de
guérir l'action trop lente, ou le dérangement contraire des intestins, c'est-à-
dire leur relâchement, on guérira sûrement, par cela seul, *toutes*, ou *presque
toutes, les autres maladies*; et, par conséquent, qu'il serait superflu de présenter
une liste des maladies, qui, par *le Moyen
Naturel Warton*, sont généralement susceptibles d'être complètement guéries.

§ 52. « Le dérangement des fonctions des
intestins, dit Abernéthy, peut produire,
dans le système nerveux, une diminution
des fonctions du cerveau, même jusqu'à
occasionner l'apoplexie ou l'hemiplegie (*a*),
ou un état d'excitation, qui cause le délire;
il peut produire l'inactivité nerveuse partielle et l'insensibilité, ou l'état opposé
d'irritation et de douleur; il peut produire, dans le système musculaire, la faiblesse, les tremblements et la paralysie,
ou les affections contraires de spasme
et de convulsion; il peut produire la

(*a*) Paralysie qui n'affecte qu'une moitié du corps.

fièvre, en dérangeant l'action du système sanguifère, et causer des maladies locales diverses, au moyen de l'irritation nerveuse qu'il occasionne, et par la faiblesse qui est la suite d'une maladie nerveuse ou de la chylification imparfaite. Les affections de toutes ces parties qui ont une continuité de surfaces avec les intestins, telles que l'estomac, la gorge, la bouche, les lèvres, la peau, les yeux, le nez, les oreilles, peuvent aussi être causées, ou augmentées, par le dérangement des fonctions des intestins. » OBSERVATIONS D'ABERNÉTHY, p. 70, 9ᵉ éd.

§ 53. Les explications précédentes mettent chacun à même de se convaincre que, par l'emploi des lentilles Warton, il échappera aux maladies dont il peut être menacé, — aux maladies auxquelles, par sa constitution ou autrement, il est prédisposé. La lecture réfléchie du § 5o, seul, convaincra tout le monde que l'on peut prévenir l'atteinte de presque toutes les maladies, par l'emploi régulier de ce moyen naturel.

§ 54. Les fâcheux effets, qui proviennent des ACCIDENTS, dérivent, pour la plupart, de l'état des intestins au *moment* où l'accident a eu lieu. En général, les accidents, même graves, n'ont rien de très sérieux, si auparavant les intestins fonctionnaient sainement, librement, copieusement, journellement et naturellement (*a*). Mais, au contraire, si, *au moment* des accidents, les intestins étaient dans l'état opposé, ces accidents doivent être nécessairement suivis d'une guérison lente et difficile, et, souvent même, de la mort.

(*a*) Cette observation est surtout vraie, si l'on a soin de conserver *parfaitement libres* les intestins pendant tout le temps employé pour la guérison.

§ 55. L'emploi, fréquent ou habituel, du *Moyen Naturel Warton* prévient aussi la fâcheuse nécessité où tant de personnes croient se trouver de se faire SAIGNER. Avec la perte du sang, on perd, assez fréquemment, la faculté de *voir*; on éprouve toujours une diminution marquée des forces, et, en beaucoup de cas, la faiblesse, qui en résulte, est permanente; on se rend, pour l'avenir, bien plus accessible aux maladies; et on rapproche, de beaucoup, le terme de la vie. L'usage habituel du *Moyen Naturel Warton*, rend, dans presque tous les cas, la saignée entièrement superflue; il épargne aussi tout autre moyen qui, comme celui-là, peut mettre en péril les facultés, la santé ou la vie.

§ 56. Nous avons vu que, si nous exceptons les cas rares, et quelques autres occasionnés par des accidents, toutes les maladies ont leur origine, ou la cause de leur durée, dans le dérangement des intestins; mais cet état admet, presque toujours, une réforme complète, si l'on soumet ces organes à un traitement convenable. Or, si l'on excepte les cas où le malade ne peut prendre aucun ou presque aucun aliment, la découverte de Warton fournit le seul moyen de le soumettre à ce traitement, nécessaire pour recouvrer la santé et à la force; — rétablir les intestins dans l'état normal, naturel,

c'est le propre du Moyen Naturel Warton,
—son but, —l'objet, pour lequel, il répond
souverainement.

§ 57. Le passage d'Abernéthy, que nous
allons rapporter, montre, jusqu'à quel
point, ce grand homme était convaincu
que les maladies des intestins influent
sur les autres maladies, et qu'en guérissant ces organes, on parvient à guérir
des maladies qui avaient repoussé, jusque
là, tout autre moyen de guérison. On lit,
à la page 22 de ses «Observations,» « *En
corrigeant les dérangements évidents dans
l'état des intestins, des maladies, dans les
autres parties du corps, qui avaient repoussé toute tentative de guérison dirigée
directement contre elles, ont été promptement guéries, et le malade a reconnu qu'un
changement si favorable et si complet avait
eu lieu dans sa santé, qu'il en était, lui-
même, véritablement étonné.* »

§ 58. Pour s'assurer que les trois principes d'Abernéthy et de Hamilton, sont
ceux de beaucoup d'autres médecins, il

suffit de lire ce qu'ont écrit sur ces matières, Cabanis (1), Turner Cooke (2),
Hallé (3), Dessault (4), Richter (5),
Schmucker (6), Fischer (7), Scarpa (8),
Andouillé (9), Bertrande (10), Cheston (11), Gondret (12), Lafisse (13), de

(1) Dans ses « *Rapports du physique et du moral
de l'homme.* »

(2) Dans ses « *Observations* », *passim.*

(3) Voir ses Réflexions dans les Mémoires de la
Société royale de Médecine de Paris, pour l'année
1806.

(4) Dans *l'Origine de l'Erysipèle,*

(5) Chirurg. Biblioth., b. VIII, p. 538.

(6) Voir ce qu'il a écrit sur *d'autres maladies
occasionnées par les maladies des intestins.*

(7) Dans ses *Observations sur l'état de la médecine en Angleterre.*

(8) Voir ce qu'il a écrit sur *les affections intestinales, causes d'autres maladies.*

(9) Mémoires de l'Académie de Chirurgie, t. III,
page 506.

(10) Mémoires de l'Académie de Chirurgie, t. III,
page 484.

(11) Ses Observations pathologiques.

(12) Mémoire concernant les effets de la pression
atmosphérique sur le corps de l'homme, p. 111,
1819.

(13) Préface à sa traduction des « *Observations* »
d'Hamilton.

Blainville (1), etc., etc. Les écrits, que Gallien et que les autres anciens nous ont laissés, fournissent aussi une foule de passages dans lesquels les maladies, en général, sont attribuées aux affections des intestins; et, quoiqu'ils fassent voir que les Anciens, n'avaient pas, de cette vérité, une connaissance aussi parfaite que les Modernes, ces endroits démontrent, pourtant, qu'ils s'en étaient, déjà, fortement pénétrés.

(1) Principes d'Anatomie comparée.

CHAPITRE SIXIÈME.

Presque tous ont les intestins dans un état plus ou moins grand de dérangement, sans que personne, à peine, le soupçonne. — Moyens de constater si ses propres intestins sont atteints sérieusement. — S'ils le sont, on est menacé de quelque grave maladie. — Pourquoi tant de personnes des deux sexes se trouvent fréquemment malades à un âge peu avancé, ou même lorsqu'elles sont encore jeunes. — Pourquoi tant de personnes meurent si longtemps avant qu'elles dussent s'y attendre. — Si les intestins de tout le monde étaient conservés sains, le nombre des personnes malades serait extrêmement diminué, et peu de monde mourrait avant un âge très-avancé.

§ 59. Nous avons vu que les maladies, presque innombrables, auxquelles l'homme est exposé, proviennent de quelque dérangement dans les intestins, soit comme cause principale, soit comme cause secondaire. Nous avons vu aussi que, pour éviter ces nombreuses maladies, il est absolument nécessaire de trouver les moyens de se débarrasser de tout dérangement dans ces organes, et cela aussitôt que ce dérangement commence d'avoir lieu. Nous allons voir que *presque tous* ont les intestins dans un état plus ou moins grand de dérangement, *sans qu'à peine personne le soupçonne.*

§ 60. De ce nombre, en effet, sont tous ceux qui, le matin en se levant, ont la langue chargée, ou l'haleine forte. Et qu'il y a peu de personnes qui ne soient pas dans ce cas!

§ 61. De ce nombre se trouvent aussi tous ceux qui éprouvent des affections du sang, des aigreurs sur l'estomac quelque temps après avoir mangé, peu ou point d'appétit, le moindre échauffement ou le moindre relâchement du corps, des douleurs de côté, une débilité générale, une digestion difficile, des étourdissements, des flatuosités offensantes, quelque difficulté d'uriner, les membres extrêmement sensibles au froid, des nausées, des affections nerveuses, de l'oppression, des rapports de vent après le repas, des rêves oppres-

sifs, une impossibilité de dormir, un
sommeil non-réparateur, des tremblements.

§ 62. De ce nombre se trouvent aussi
tous ceux qui ont la fièvre, la courte haleine, un mal de tête fréquent, le pouls
faible et fréquent, le rhumatisme, une
toux, des tumeurs sur le corps, des éruptions cutanées, des vents sur l'estomac,
la vue faible ou l'ouïe dure avant l'âge
où ces infirmités se font ordinairement
sentir.

§ 63. De ce nombre se trouvent tous
ceux, chez qui l'anxiété et la langueur
sont peintes sur le visage; chez qui un
amaigrissement général se fait apercevoir;
chez qui les crampes et les spasmes se
font sentir; chez qui le sommeil est in-
terrompu, que les moindres bruits trou-
blent; chez qui la sérénité de l'esprit est
dérangée par des bagatelles, ou habituellement interrompue; chez qui les selles
sont d'une *couleur* et d'une fétidite qui
ne sont pas naturelles, en quantité

trop petite ou *trop grande,* ou formées de matières *visiblement différentes* l'une de l'autre; chez qui les selles n'ont pas lieu régulièrement une fois par jour, ou chez qui elles sont plus fréquentes qu'une fois par jour; ou chez qui elles n'ont lieu qu'au moyen des lavements; chez qui elles sont dures, liquides ou fétides (*a*), ou ne sont pas moulées suivant la forme cylindrique des intestins qu'elles ont parcourus; chez qui le vent par le bas est offensif, ou chez qui les urines sont *épaisses, troubles, pâles, trop* ou *trop peu abondantes.*

(*a*) « Les selles, dans l'état de parfaite santé et de bonne digestion, doivent avoir fort peu d'odeur.» Docteur BÉSUCHET, *sur la Gastrite,* 3ᵉ éd., *p.* 23.

§ 64. De ce nombre se trouvent encore tous ceux qui sont très souvent indisposés; ceux qui sont fréquemment dans l'état d'abattement; ceux qui, le matin, en se levant, ne se trouvent pas rafraîchis; ceux qui sont sensibles à la moindre fatigue, ceux qui dorment beaucoup, ou qui ont une disposition à dormir qu'il leur est difficile de dompter.

§ 65. De ce nombre se trouvent encore tous ceux dont les dents se carient facilement, qui souffrent souvent du mal de dents, ou qui éprouvent un suintement putride des dents.

§ 66. Enfin, de ce nombre, se trouvent les femmes qui souffrent de pertes, de suppressions et de rétentions.

§ 67. Il y a plusieurs des maladies précédentes, dont il n'est peut-être pas toujours facile de savoir, si l'on en est atteint ou non. Dans ce cas, elles ne peuvent pas servir comme moyen de juger du véritable état des intestins : mais il sera toujours *très facile* de le connaître en constatant attentivement *l'état de la langue et de l'haleine, le matin en se levant, et l'état des selles et des urines.* Si, le matin en se levant, on a la langue chargée ou l'haleine forte; ou si, à l'égard des matières excrémentitielles, ou des urines, on constate les indications dont nous avons parlé au § 63, *elles sont plus sûres que toutes les autres.* Ces moyens, si simples, pour s'assurer si les intestins sont en bon ou en mauvais état, sont *aussi infaillibles* que l'est le thermomètre pour connaître le degré de température ; qu'une *pendule elle-même, pour savoir l'heure.* Si on y trouve des indications défavorables, l'état maladif des intestins se trouve ainsi sûrement *constaté;* et, si l'on n'y porte remède, on se trouvera frappé d'autres graves maladies.

§ 68. On dira probablement :« *Mais je ne me sens pas malade; comment se fait-il que je le sois à mon insu?* » Lorsque l'estomac est affecté, s'en aperçoit-on toujours? Lorsque les intestins sont habituellement constipés pendant plusieurs jours de suite, en éprouve-t-on, toujours, quelque malaise? Lorsque le foie ne sécrète pas assez de bile, ou qu'il n'en sécrète point du tout, ou que ses sécrétions sont vi-

ciées, se sent-on jamais malade? Si,
pourtant, de tels dérangements n'étaient
pas promptement corrigés, ils seraient
suivis de maladies sévères.

§ 69. Donc, après avoir constaté l'état de
ses intestins au moyen des indications don-
nées au § 63, si l'on trouvait que ces organes sont dérangés, que l'on y porte
remède de suite, autrement on sera frappé
plus tard des maladies les plus graves,
telles qu'une *constipation dangereuse, la
diarrhée, l'inflammation des intestins, les
hémorroïdes, l'hypocondrie, le squirrhe du
foie, la fluxion de poitrine, l'asthme, les affections nerveuses, les palpitations, la rétention
d'urine, la gravelle, la fièvre maligne ou autres fièvres dangereuses, le rhumatisme, le
lombago, la goutte, l'hydropisie, les convulsions, l'épilepsie, la phthisie, la paralysie,
l'apoplexie,* etc., etc. (*Voir la liste détaillée
de ces maladies au* § 97.)

§ 70. C'est parce qu'on néglige de s'assurer par les moyens indiqués au § 63

de l'état de ses intestins, que tant de personnes des deux sexes se trouvent fréquemment malades à un âge peu avancé, et souvent, même, lorsqu'elles sont encore jeunes; que tant de personnes *meurent* vingt ans, cinquante ans, et plus, avant qu'elles dussent s'y attendre. Que chacun donc y fasse attention au moins *pour l'avenir !* Si l'on agissait ainsi, le moment, où l'on aurait appris que l'on est malade lorsqu'on croyait être en bonne santé, n'aurait pas été l'instant le moins important de la vie. Que chacun, encore une fois, donne, tous les jours, une sérieuse attention à l'état de ses intestins, et on verra bientôt que le nombre des malades *sera considérablement diminué ;* que ceux qui sont d'un *âge peu avancé*, et encore moins ceux qui sont *jeunes,* ne seront pas si souvent emportés par la mort; que les familles ne seront pas si fréquemment affligées par la douleur de perdre ceux qu'elles auraient pu espérer de conserver encore bien des années; et, quoique les rangs de la mort, par la suite, dussent nécessairement se remplir dans la même propor-

tion que par le passé, ce sera au moins
par des *vieillards* qui auront passé la vie
dans la plénitude de la santé, et qui seront morts, *sans presque jamais avoir été
malades.*

CHAPITRE SEPTIÈME.

—

Effets extraordinaires de l'emploi du Moyen Naturel, même dans l'état de santé. — La cause de ces effets expliquée. — Conséquences fâcheuses d'une nourriture exclusivement formée des substances alimentaires ordinaires.

§ 71. Jusqu'ici nous n'avons envisagé le Moyen Naturel Warton, que relativement *à l'état de maladie*; — nous allons dire maintenant quelques mots sur son utilité *dans l'état de santé.* Sous ce dernier point de vue, il intéresse une très grande partie de la société, car *il produit promptement une augmentation extraordinaire des forces du corps et de la vigueur de l'ame.* Ses bons effets, sous ce rapport, sont infiniment supérieurs à ceux que produit toute *autre nourriture,* quand elle exclut ces lentilles. Après s'en être nourri en partie, pendant quelque temps, on se trouve mieux dans tout son être. On re-

5.

marque que l'on n'a jamais *si parfaitement*
connu ce que c'était qu'un *sommeil déli-
cieux et réparateur* durant la nuit, que
d'être *vraiment éveillé,* pendant le jour;
ce que c'était que *la force du corps* et *la
vigueur de l'ame;* la *gaîté de l'esprit* et *le
sentiment de la jeunesse,* si ce n'était *peut-
être* dans la jeunesse même; on remarque
aussi que l'on n'a jamais *si parfaitement*
connu ce que c'était que *l'aptitude dans
les affaires, et la sagacité et la pénétra-
tion dans l'étude;* enfin, ce que c'était
qu'*une jouissance* si complète *de toutes ses
facultés.* Tous les sens, — *la vue, l'ouie,
l'odorat, le goût, le toucher,* — acquièrent
un dégré de finesse qu'on ne connaissait pas
quand on se nourrissait seulement des
aliments ordinaires. En éprouvant cette
amélioration de tout son être, on est
frappé de *ce fait, que l'on n'a jamais si parfaitement connu ce que c'était que la VIE.*

§ 72. Expliquer ces effets extraordinaires, n'est nullement difficile : en proportion que le temps, pendant lequel les
matières excrémentitielles restent dans

le canal des fonctions chylifiques , c'est-
à-dire, dans les intestins, est abrégé, sans
que cependant ces viscères soient rela-
chés, les fonctions de ce canal, dans toute
sa longueur, deviennent PURES, *vigou-
reuses, parfaites.* Or, c'est seulement lorsque la PURETÉ, *la vigueur, la perfection*
de ces fonctions, dans toute la longueur de
ce canal, sont à leur plus haut degré, que
la *nourriture chyleuse est saine à son plus
haut degré*, et que le corps est *pleinement
nourri*. Mais, c'est seulement quand la
nourriture chyleuse est saine à son plus
haut degré, et le corps pleinement nourri,
que l'on peut attendre promptement *une
augmentation considérable des forces du
corps.* Et c'est seulement d'une augmentation considérable des forces du corps,
que l'on peut attendre *une pareille augmentation de la vigueur de l'ame ;* car, il y a
une relation si intime entre l'esprit et le
corps, que l'état du premier suit immédiatement la condition du second. Aussi
est-ce avec les forces de l'un et avec la
vigueur de l'autre de ces deux parties
de son être, que vient *le sentiment de gaîté*

de l'esprit, du contentement et de la félicité de l'âme; car, la nature produit toujours cet heureux état de l'esprit et du corps, quand elle n'est pas contrariée dans la PURETÉ, *la vigueur, la perfection* de ses fonctions chylifiques, c'est-à-dire, intestinales.

§ 73. Or, lorsque nous prenons notre nourriture *seulement* parmi les substances alimentaires ordinaires, les matières excrémentitielles, qui proviennent de ces substances, restent, le plus souvent, trop longtemps dans le canal chylifique ou intestinal, ce qui fait que ce canal devient surchargé de ces matières, et que son action est affaiblie dans toute sa longueur. D'ailleurs, de nombreuses glandes, dans les intestins, excrètent des fluides qui sont devenus nuisibles au corps. Or, c'est de ces fluides nuisibles que la plus grande partie des matières excrémentitielles est formée. Ainsi, en proportion de l'encombrement produit dans les intestins par des matières malfaisantes provenant de ces deux sources, la PURETÉ, *la vigueur, la perfection*

de toutes les fonctions chylifiques et intestinales sont diminuées. L'élaboration
du chyle, par lequel seul le corps est
nourri et soutenu, est donc ainsi diminuée, détériorée, viciée; et son absorption
par les vaisseaux chylifères souffre nécessairement dans la même proportion.

§ 74. Les matières excrémentitielles,
provenant des deux sources expliquées
dans le dernier paragraphe, obstruent le
canal intestinal à un tel degré, que souvent
elles le bloquent complètement. Alors les
fonctions chylifiques *diminuent rapidement ;* et, si le blocus n'était pas assez
promptement levé, elles cesseraient entièrement; des symptômes de maladies
graves se feraient apercevoir, et, si un remède n'y était pas apporté sans délai, la
mort ne tarderait pas à survenir.

§ 75. Ces désagréments *n'arrivent jamais* lorsqu'on fait du Moyen Naturel
Warton, une partie convenable de sa
nourriture; au contraire, le canal intestinal, au moyen de cet aliment, étant tou-

jours dégagé, dans toute sa longueur, de tout encombrement des matières excrémentitielles, provenant soit des aliments, soit des nombreuses glandes excrétrices des intestins, l'élaboration du chyle, son absorption et toutes les autres fonctions chylifiques et intestinales ont lieu dans toute leur PURETÉ, toute leur vigueur, toute leur perfection.

CHAPITRE HUITIÈME.

—

Observations de Hamilton, de M. de Blainville, du docteur
Lafisse, du docteur Besuchet, de MM. Barbet, Crommarias, Gérard, Julia de Fontenelle, Morand, Tassy et Tol-
land, sur les conséquences fâcheuses de la constipation.
— Quelques Observations *extrêmement curieuses* du
docteur Besuchet, qui ont rapport au même sujet.

§ 76. Hamilton a saisi de nombreuses occasions dans le cours de ses « *Observations*, »
de nous prévenir des conséquences fâcheuses de la constipation ; — voilà la tran-
scription de quelques-unes ; à p. 20, il s'exprime ainsi : « Le retour de l'évacuation
périodique ordinaire peut devenir irrégu-
lière par différentes causes qui, jointes à la
faculté que possèdent les gros intestins
de se laisser distendre sans qu'il sur-
vienne aucun malaise, donnent fréquemment lieu à l'accumulation progressive
des fèces (*matières excrémentitielles*), d'où
résultent l'interruption de l'action de

l'estomac et de celle des intestins, et par la suite, des affections *très dangereuses.* »

§ 77. Il dit à p. 21 : « Quand les matières fécales sont évacuées *moins souvent* que l'âge de la personne ne l'exige, quand elles sont *dures*, qu'elles n'ont plus leur *couleur*, ni leur *odeur naturelle*, cela indique un dérangement de l'estomac et des intestins, et il est *à craindre* qu'il ne se déclare une maladie, *si même cela n'est pas encore arrivé;* car on ne doit pas croire que des organes, d'une aussi haute importance dans l'économie animale que l'estomac et les intestins, puissent être longtemps dans un état d'inaction, et la santé rester intacte. »

§ 78. Il dit à p. 22 : «Si nous considérons encore que les exhalations, qui se font dans la cavité des intestins, sont excrémentitielles, et que leurs produits, étant retenus au-delà du temps convenable, subiront des changements, et prendront une âcreté nuisible; si, de plus, nous examinons les rapports de sympathie que beaucoup d'organes de notre économie compliquée ont avec l'estomac et les intestins, nous reconnaîtrons nécessairement la grande influence que ceux-ci doivent avoir sur *le bien-être*, *la santé* et la VIE de l'individu. »

§ 79. Il observe à p. 24 : « On ne dit certainement rien de neuf en avançant que *l'embarras du canal intestinal nuit le plus souvent à la santé*. Mais quand je dis, que cet état accompagne et aggrave les autres symptômes de fièvres, et qu'il est *la cause prochaine de certains désordres qui surviennent chez les enfants et les jeunes gens*, je sais que j'avance des opinions en grande partie nouvelles; j'espère, cependant, qu'elles paraîtront également raisonnables au médecin qui aura lu ce qui suit; car j'ai reconnu que la régularité des évacuations alvines, a une grande part dans la médecine prophylactique, et nous indique la nécessité de conseiller à *ceux qui veulent conserver leur santé, ou la rétablir quand elle est altérée*, de faire beaucoup d'attention à cette circonstance. »

§ 80. De plus, il dit à p. 29 : « On a encore pensé qu'*une évacuation tous les jours n'était pas nécessaire*, parce que, dans beaucoup de cas, on prend peu de nourriture, et que, par conséquent, on ne doit pas compter sur les évacuations alvines régulières, qui sont d'ailleurs inutiles. Les résidus des aliments ne pouvant servir à la nutrition, font certainement partie des matières fécales. Cependant les sécrétions abondantes de divers organes, et l'exhalation des fluides excrémentitiels que les intestins reçoivent dans leur intérieur, constituent essentiellement la masse des fèces qui s'y déposent. Ainsi, tant que les fluides excrémentitiels sont fournis, que la circulation se soutient, et que les sécrétions ont lieu, il est aussi aisé de comprendre comment ces matières se forment sans le secours d'une nourriture solide, que *de reconnaître l'importance de leur évacuation journalière.* »

§ 81. Il dit encore à p. 36 : « La nécessité d'expulser cette masse nuisible est donc évidente ; et si mon opinion est fondée, les lavements, *ne stimulant que le rectum,* *sont loin* de suffire pour opérer l'évacuation complète qu'exige le but à remplir. »

§ 82. Enfin, il dit à p. 76 : «C'est la constipation qui produit l'odeur stercorale de l'haleine, et le désordre de l'estomac, qui déprave l'appétit, et trouble la digestion. La nutrition ne peut alors s'accomplir d'une manière suffisante ; il en résulte de la pâleur, le relâchement et la flaccidité des tissus, le *dépérissement,* la langueur, la faiblesse, *la suspension de toutes les excrétions,* des épanchements séreux, l'hydropisie et *la mort.* »

---

§ 83. M. de Blainville, dans ses *principes d'anatomie comparée,* fait voir, jusqu'à démonstration, la raison de pareils effets, et cela, en très peu de mots. « *La vie et la santé,* dit M. de Blainville, ne peuvent se maintenir sans qu'il y ait continuellement *apport* de nouvelles molécules, et *départ* des molécules anciennes. Sans cesse en action, *les forces vitales et les forces géné-*

rales (*a*) se contrebalancent constamment, et *le degré de vie* est proportionné au degré de supériorité des premières sur les secondes. »

(*a*) C'est-à-dire, sécrétives, évacuatives, etc. ou si l'on veut, physiques, comme le docteur Lafisse les appelle plus bas.

§ 84. Le docteur Lafisse, en commentant les paroles de M. de Blainville, dit : « Si nous ne pouvons exister sans que les parties nutritives des aliments soient fréquemment assimilées à notre propre substance, *l'entretien de la santé* n'exige pas moins impérieusement que nos organes portent au dehors tout ce qui leur est étranger. » Après, sur le contrebalancement constant des forces vitales et des forces physiques, dont parle M. de Blainville, il s'exprime ainsi : — « Pour que l'avantage soit du côté des forces vitales dans cette espèce de lutte entre elles et les forces générales ou physiques, il faut que *celles-ci ne ralentissent aucune des fonctions dont la réunion constitue la vie.* Ainsi, lorsque les fèces séjournent dans les intestins au-delà du temps convenable, elles agissent d'une manière fâcheuse par leur *poids* et par la *pression* qu'elles exercent sur les parois intestinales. Nous voyons *ici* des organes dont l'action est *bornée* par *deux* lois physiques. »

§ 85. Le docteur Lafisse continue : « Si l'on réfléchit ensuite sur les qualités nuisibles que les matières excrémentitielles doivent acquérir (*a*) par l'effet même du *retard* qu'éprouve leur évacuation, l'on sentira la nécessité de prévenir ce retard, ou d'en combattre les effets quand il a eu lieu. »

(*a*) Telles que leur âcreté, leur nature corrompue, délétère, etc..

§ 86. Dans sa préface aux «*Observations*» de Hamilton, le docteur Lafisse dit encore : «On conçoit combien il est essentiel que les intestins ne soient jamais troublés dans l'exercice de leurs fonctions par le *séjour* de résidus alimentaires qui, ne pouvant servir à la nutrition, doivent être considérés comme de *véritables corps étrangers*. L'état de gêne que l'accumulation de ces matières produit dans les organes, digestifs (c'est-à-dire *l'estomac* et les *in-testins*), et qui s'étend des uns aux autres, suspend ou diminue l'action de ces or-ganes. L'estomac et les intestins tombent ainsi dans un état d'inertie. Mais ce n'est pas seulement l'abdomen (le *bas-ventre*) qui présente alors des lésions de fonc-tions. Le retard, qu'éprouvent la *circulation* et les *sécrétions dans cette partie du corps*, rend ces mêmes fonctions *trop* actives dans la *poitrine* et dans la *tête*. Les or-ganes digestifs réagissent encore d'une manière sympathique sur les *poumons* et sur le *cerveau;* c'est ainsi qu'on peut ex-pliquer *l'oppression* et la *céphalalgie* (mal de tête) *gravative* qui accompagnent si souvent une constipation opiniâtre. »

§ 87. Dans un autre endroit de la même préface, le même judicieux observateur dit : « Les recherches particulières que M. le docteur Broussais a faites sur les *in-flammations du tube digestif*, ont eu des ré-sultats utiles, sans doute, en inspirant aux médecins le dessein d'étudier un genre d'affections qui doit tenir une place impor-tante dans nos cadres nosologiques (*a*);

mais des disciples ardents ont trop étendu les conséquences des travaux de leur professeur. Ils ont bien souvent attribué à la *phlegmasie*, ou à ce qu'ils appellent *irritation*, des affections purement dépendantes de la *diminution* des facultés digestives, et de *l'accumulation*, soit des fèces, soit des fluides abondants, qui lubréfient la surface intestinale. Tel est le système d'après lequel on a prodigué des sangsues, et l'on a négligé l'usage des purgatifs, considérés comme évacuants. Or, ces deux circonstances, *l'inertie du canal intestinal*, et *l'accumulation des fèces* étant beaucoup (*infiniment*) plus communes que l'état inflammatoire des organes digestifs, on a vainement combattu l'embarras intestinal par des émissions sanguines, et l'on n'a pas même tenté le moyen de guérison le plus (*le seul*) efficace. »

(a) *Traité sur les Maladies en général.*

§ 88. Le docteur Besuchet, dans son opuscule, dit : « Il n'y a donc point de paradoxe à dire que la moindre perturbation dans les fonctions digestives amène le trouble et le désordre dans toutes les autres ; cela est surtout rigoureusement vrai pour les viscères contenus dans la capacité de l'abdomen. » Page 79.

§ 89. Il dit encore : « Si la digestion se fait mal, elle produit de mauvais chyle ; les sucs réparateurs ne distribuent plus le baume de vie dans toutes les parties de notre individu, et la machine ne tarde pas à se détraquer. On peut donc dire avec vérité que la digestion est la base de l'équilibre de la santé humaine, et que souvent on se trompe en ne voyant dans l'affection d'un organe, en apparence sans connexité avec les voies digestives, qu'un fait isolé; il m'est arrivé plus d'une fois de répondre à des demandes de consultation pour des affections chroniques du cœur, des poumons, etc., etc., par des questions propres à m'éclairer sur l'état des organes de la digestion, et de découvrir par des réponses que ce que l'on prenait pour une affection *essentielle* ou *organique* de tel ou tel viscère ne provenait que de l'altération des fonctions digestives. » Page 80.

§ 90. MM. Barbet, Crommarias, Gérard, Julia de Fontenelle, Morand, Tassy et Tollard, dans leur rapport fait à la société des sciences physiques et chimiques de France, sur le Travail du docteur Besuchet relatif aux maladies des voies digestives, disent que « *l'état de constipation influe d'une manière bien fâcheuse sur la digestion.* »

§ 91. Le docteur Besuchet a consigné quelques observations extrêmement curieuses dans son ouvrage, lesquelles il ne sera pas étrange à notre sujet de rapporter ici.

§ 92. « Voltaire a dit quelque part que les hommes qui se sont rendus fameux par leurs goûts sanguinaires, n'allaient pas bien à la garderobe. Cette pensée a toute la profondeur et toute la portée que cet homme extraordinaire mettait dans ses réflexions ; elle prouve de plus qu'il connaissait l'influence qu'exercent sur nous les variations de cette partie de nos fonctions animales, et sans doute lui-même a vu souvent son caractère irascible et sa fougue bilieuse diversement excités par l'état de son ventre. Rien ne dispose à la tristesse, aux idées sombres, comme la constipation. Page 41.

§ 93. » Il serait vraiment curieux de rechercher, par la vie et les habitudes intimes des hommes, et jusque dans leurs fonctions les plus secrètes, l'explication de faits qui étonnent parfois ou qui affligent l'humanité. Personne, que nous sachions, ne s'est avisé jusqu'ici d'ériger en oracle d'une nouvelle espèce, le lieu secret où le gentilhomme, comme le bourgeois, l'homme d'état comme le manant, vont d'une façon toute semblable se débarrasser d'un résidu.... Page 42.

§ 94. » Si nous traçons dans la série de nos dispositions intellectuelles, et parmi celles qui distinguent l'homme par ce qu'on appelle *caractère essentiel*, une ligne droite, en prenant pour point de centre la disposition *bonté*, nous trouverons, en allant directement vers les dispositions d'un ordre élevé, que cette ligne atteindra les dispositions *violence, fureur,* en passant par les dispositions intermédiaires essentielles, *fermeté, courage, audace*; et si nous dirigeons ensuite cette ligne, à partir de la disposition *bonté,* vers les dispositions plus douces, pour ne pas dire d'un ordre moins élevé, nous trouverons, en suivant également une ligne directe, les dispositions *pusillanimité*, en passant par les dispositions intermédiaires, *bienveillance, débonnaireté, faiblesse.* La *bonté* est donc le *juste-milieu* de cette ligne de nos dispositions naturelles, dont un bout tient à la *fureur,* et l'autre bout à la *pusillanimité.* Page 43.

§ 95. D'après le docteur Besuchet, les personnes, qui trouveraient que la place, qu'elles occuperaient, serait entre *bonté* et *fureur,* sont constipées dans un degré proportionnel à leur élévation sur l'échelle; comme celles qui se trouveraient placées entre *bonté* et *pusillanimité*, ont des garderobes faciles dans un degré proportionnel à leur descente sur l'échelle. «Néron, dit-il p. 44, le pape Clément VI et Philippe-le-Bel étaient probablement constipés. » Il ajoute que « les grands seigneurs orientaux, *autrefois,* faisaient par forme de passe-temps, et pour éprouver le tranchant de leur cimeterre, sauter quelques têtes d'esclaves *après dîner.* Autrefois aussi ils faisaient un usage copieux d'opium qui, bien que d'une nature et d'une préparation différentes de celui qui nous parvient par le commerce, enivrait leurs sens et devait, tout comme le nôtre, porter à la constipation. Charles IX, qui tirait sur les bons Parisiens, allait difficilement à la garderobe. Que n'a-t-il pris quelques laxatifs la veille de la Saint-Barthélemy! Page 46.

§ 96. « Ne cherchons donc point si haut l'explication de tant de catastrophes, de si longues guerres et de discordes civiles, lorsque c'est tout simplement l'effet du tempérament de ceux qui ont fomenté, dirigé ces grands événements; et lorsque vous voyez un ministre exploitant quelque calamité publique, venir demander à la législation de nouvelles

rigueurs pour ajouter aux rigueurs déjà
imaginées avant lui, informez-vous à son
valet de chambre si depuis quelques jours
il n'a pas été à la garderobe. Page 45.

CHAPITRE NEUVIÈME.

—

Liste des Maladies auxquelles mène le dérangement des intestins, en vingt-six classes, arrangées par ordre alphabétique.

§ 97. Après tout ce qui précède, il ne nous semble pas étranger à notre sujet de présenter ici une liste des maladies auxquelles mène le dérangement des intestins.

1. LA BOUCHE.

La langue chargée; les gencives spongieuses et douloureuses; l'inflammation de la gorge, l'esquinancie; l'esquinancie maligne.

2. LE CERVEAU.

La diminution de ses fonctions, l'apoplexie; l'excitation de ses fonctions, la fièvre cérébrale, le délire.

3. LE COEUR.

Les palpitations ou battements du coeur.

4. L'Estomac.

L'indigestion; les nausées; la mauvaise haleine; la faiblesse de l'estomac; le mal de cœur; les vents sur l'estomac, les rapports de vents; l'oppression après le repas; l'embarras gastrique; le vomissement après le repas; la gastrite ou enflammation de l'estomac.

5. Les Fièvres.

Les fièvres intermittentes; celle de la scarlatine, la fièvre putride ou maligne, etc.

6. Le Foie.

Les sécrétions de la bile trop ou trop peu abondantes, ou viciées; la jaunisse, l'hypocondrie ou l'accablement de l'esprit; l'inflammation du foie, le squirrhe ou l'induration du foie.

7. L'Hydropisie.

8. L'Insomnie.

Le sommeil qui n'est pas rafraîchissant; les rêves oppressifs; l'impossibilité de dormir, le cauchemar.

9. Les Intestins.

La constipation opiniâtre et habi-

tuelle; l'échauffement; le devoiement ou
la diarrhée; les tranchées; la colique; les
flatuosités ou les vents malsains ou offen-
sifs; l'entérite ou l'inflammation des intestins; la gastro-entérite; l'hémorrhagie
intestinale; les hémorrhoïdes; les vers
lombricoïdes, les vers ascarides, le ver
solitaire.

10. Les Jointures.

La goutte, la goutte sciatique.

11. Maladies particulières aux enfants.

Les vers; le marasme ou dépérissement; la tumeur abdoménale; l'hydro-
céphale.

12. Maladies particulières aux femmes.

Celles des jeunes femmes, des pertes,
les suppressions, les rétentions; le vomissement de sang; l'hystérie; les maladies
des femmes à l'âge critique.

13. Maladies des vieillards.

14. Les Nerfs.

La faiblesse des nerfs; la débilité générale; l'inactivité nerveuse partielle, l'insensibilité; l'irritation nerveuse; la dou-

leur des nerfs; les maladies nerveuses en général.

15. L'Ouïe.

L'inflammation chronique de l'oreille; la faiblesse de l'ouïe; la surdité.

16. La Peau.

Les boutons, les pustules, les clous, et toutes les éruptions cutanées; les humeurs dartreuses; l'érysipèle; la difficulté de transpiration.

17. La Phthisie.

C'est-à-dire la consomption ou l'amaigrissement ou le dépérissement du corps.

18. Les Poumons et la Poitrine.

L'enrouement, la toux; la douleur ou point de côté, la pleurésie; la courte haleine; l'inflammation de poitrine; la fluxion de poitrine; l'asthme.

19. Les Reins.

L'urine épaisse, trouble; la difficulté d'uriner, la rétention d'urine; l'incontinence d'urine; la gravelle; le diabétès.

7.

20. LE RHUMATISME.

Le rhumatisme musculaire, articulaire, etc.; le lombago.

21. LES RHUMES.

Le rhume de cerveau; le rhume de poitrine léger, opiniâtre et habituel; la faiblesse de la voix.

22. LE SANG.

Les hémorrhagies; les humeurs; le scorbut; les scrofules ou écrouelles; les ulcères; les dartres; la teigne; les cancers; les crachements de sang; le vomissement du sang.

23. LE SOMMEIL.

L'assoupissement; la catalepsie.

24. LE SYSTÈME MUSCULAIRE.

L'extrême sensibilité des membres au froid; l'engourdissement du corps et des membres; la faiblesse musculaire; les tremblements; la paralysie; la crampe des membres et du corps; la crampe de l'estomac; les spasmes; les convulsions; l'épilepsie, mal caduc ou haut mal; la danse de St.-Gui; le tétanos.

25. LA TÊTE.

Les maux de tête, la migraine; la tendance du sang à se porter à la tête; les étourdissements; les vertiges.

26. LA VUE.

L'inflammation chronique de l'œil; la faiblesse de la vue; la cécité.

CHAPITE DIXIÈME.

—

Liste alphabétique des Maladies auxquelles mène le dérangement des intestins, avec renvois aux vingt-six classes de la LISTE qui précède.

A.

§ 98.

Accablement de l'esprit. 6, *le Foie.*

Amaigrissement du corps. 17, *la Phthisie.*

Apoplexie. 2, *le Cerveau.*

Ascarides (les vers). 9, *les Intestins.*

Assoupissements. 23, *le Sommeil.*

Asthme. 18, *les Poumons.*

B.

Battements du cœur. 3, *le Cœur.*

Bouche. 1, *la Bouche.*

Boutons. 16, *la Peau.*

C.

Cancers. 22, *le Sang.*

Catalepsie. 23, *le Sommeil.*

F.

Faiblesse musculaire. 24, *le Système mus-
culaire.*
Faiblesse de l'ouïe. 15, *l'Ouïe.*
Faiblesse de la vue. 26, *la Vue.*
Fièvres. 5, *les Fièvres.*
Fièvres cérébrales. 2, *le Cerveau.*
Fièvres intermittentes. 5, *les Fièvres.*
Fièvre putride ou maligne. 5, *les Fièvres.*
Fièvre de la scarlatine. 5, *les Fièvres.*
Flatuosités. 9, *les Intestins.*
Fluxion de poitrine. 18, *les Poumons.*
Foie. 6, *le Foie.*
Foie (ses sécrétions trop ou trop peu
abondantes, ou viciées). 6, *le Foie.*
Froid (l'extrême sensibilité des membres
au). 24, *le Système musculaire.*

G.

Gastrite. 4, *l'Estomac.*
Gastro-entérite. 9, *les Intestins.*
Gencives spongieuses et douloureuses.
1, *la Bouche.*
Gorge (inflammation de). 1, *la Bouche.*
Goutte. 10, *les Jointures.*

S.

T.

U.

Ulcères. 22, *le Sang*.
Urine trouble, épaisse. 19, *les Reins*.

V.

Vents sur l'estomac. 4, *l'Estomac*.
Vents des intestins. 9, *les Intestins*.
Ver solitaire. 9, *les Intestins*.
Vers. 11, *Maladies des Enfants*.
Vertige. 25, *la Tête*.
Voix, faiblesse de. 21, *les Rhumes*.
Vomissement après le repas. 2, *l'Estomac*.
Vomissement de sang. 12, *Maladies des*
    Femmes.
Vue. 26, *la Vue*.

CHAPITRE ONZIÈME.

Les cinq ou six périodes dans lesquelles toute maladie peut être divisée. — Celles de ces périodes qui ne sont pas du ressort du Moyen Naturel Warton. — Comment on peut empêcher que la première période d'une maladie quelconque, ou la première atteinte des intestins, n'ait aucune suite. — Moyens à prendre pour empêcher que les intestins ne soient jamais dérangés, et, par conséquent, pour empêcher que l'on soit jamais attaqué sérieusement par aucune maladie.

§ 99. On distingue dans la plupart des maladies, cinq et quelquefois six périodes. La première est celle où la maladie *naît, mais n'est pas encore sentie;* la deuxième, celle où la maladie a fait assez de progrès *pour se faire sentir;* la troisième, celle où elle a fait tant de progrès, qu'elle *se fait vivement sentir;* la quatrième, celle où elle a fait des progrès tels, que le malade se trouve *forcé de garder le lit;* la cinquième, celle où la maladie a tellement empiré, que le malade *est en danger de mort;* la sixième, celle où le malade *succombe.*

§ 100. Par ce qui précède, on voit qu'après un commencement absolument ignoré du malade, la maladie, par la suite, et pas à pas, se fait apercevoir, fait des progrès, arrête le malade, le terrasse, le menace de la mort et quelquefois le tue. La Péripneumonie, ou l'*inflammation des poumons*, par exemple, peut suffire pour faire reconnaître toutes ces périodes.

§ 101. La *réalité de la première période*, telle qu'elle est décrite plus haut, n'est pas susceptible d'être contestée; car l'expérience, aussi bien que la réflexion, nous instruit qu'il faut qu'une maladie quelconque naisse, et fasse même quelque progrès, avant qu'elle se fasse apercevoir: comme les fruits qui, avant qu'on les aperçoive sur les arbres, sont nés dans les fleurs, et y ont même pris de la croissance.

§ 102. De ces périodes, la cinquième, celle où le malade alité *est en danger*, (et quelquefois la quatrième), n'est pas du ressort du Moyen Naturel Warton; elle appartient exclusivement aux médecins, comme par le passé; mais *les trois premières périodes*, et souvent la quatrième, *sont complètement du ressort* de ce moyen, et ce n'est que dans les cas rares qu'il manque de produire l'effet que l'on en attend, quelle que soit la maladie dont on ait été attaqué.

§ 103. Comme, dans les trois premières périodes, les maladies en général fournissent plusieurs occasions de se débarrasser d'elles facilement; avant que le malade et la maladie luttent l'un contre l'autre pour la vie ou la mort, le sens commun nous fait sentir, *qu'il y aurait sagesse* à se prévaloir de ces occasions, en faisant emploi de ce moyen.

§ 104. Mais il y a un parti, *encore plus sage*, à prendre, c'est *d'empêcher que la première atteinte de la maladie n'ait aucune suite,* ce que l'on peut également faire dans presque tous les cas. Car, nous avons vu au § 5o qu'à *la première atteinte d'une maladie quelconque, les in-*

testins sont déjà dérangés ou le deviennent presque toujours. Si on laisse *empirer* cet état des intestins, la maladie *s'enracine* et *fait des progrès*; si, au contraire, on le *corrige de suite*, elle *s'éteint* naturellement.

§ 105. Or, on aura empêché que les intestins ne soient DÉJA dérangés, en faisant chaque jour attention aux indications qui sont l'objet du sixième chapitre; et, en cas de besoin, par l'emploi du Moyen Naturel : si, par suite de cette première atteinte de la maladie, les intestins DEVIENNENT dérangés, on les rétablit immédiatement par l'emploi de ce même moyen.

§ 106. Cependant, comme on a *rarement* connaissance de la *première atteinte* d'une maladie, on conçoit qu'il est *indispensable*, pour ne pas lui laisser le temps de faire des progrès, de donner une attention sérieuse et *journalière* à l'état de ses intestins, ou *de se servir* du Moyen Naturel Warton *trois jours par semaine, ou*

deux jours, ou au moins un jour par se-
maine (a). Il est évident que le dernier
parti, c'est-à-dire, faire emploi de ce Moyen
Naturel à des intervalles rapprochés et
fixes, serait le plus sûr, car, on peut ou-
blier de donner à l'état de ses intestins
l'attention nécessaire, et s'exposer ainsi à
laisser à une maladie *le temps,* non-seulement de naître, mais encore *de se for-*
tifier, tandis qu'en faisant *un usage habi-*
tuel du Moyen Naturel, il n'est peut-
ètre pas de maladie que cet usage seul
ne fasse cesser *aussitôt qu'elle a commencé,*
ou plutôt, n'empêche de commencer.

(*a*) Tous, dans l'état de santé, comme dans celui
de maladie, si cela leur plaît, peuvent s'en servir
très avantageusement, même *tous les jours.*

CHAPITRE DOUZIÈME.

Le temps que le Moyen Naturel Warton demande pour que
l'on puisse apprécier son effet. — La manière de se guérir
par ce Moyen Naturel.—La manière de prévenir toutes les
maladies par ce même moyen. — Les lentilles sont très-
saines. — La manière d'en faire usage. — Il n'est rien
d'exagéré, dans l'exposé précédent, sur les propriétés
des Lentilles Warton. — Invitation aux médecins de faire
l'épreuve du Moyen Naturel à nos propres frais. — Autres détails.

§ 107. Généralement, on commence à
séntir les effets du *Moyen Naturel* Warton
au bout d'une semaine environ. Mais c'est
seulement après l'avoir employé pendant
plusieurs semaines, que l'on apprécie *ce
Moyen Naturel* à sa juste valeur.

§ 108. Pour *faire fonctionner sainement,
librement , copieusement, journellement et
naturellement* les intestins par ce Moyen
Naturel, et, par leur intermédiaire, se
guérir d'une maladie quelconque, des faiblesses du corps, de la débilité générale,
de la maigreur, de l'impureté du sang,

des affections nerveuses , de la débilité
musculaire, etc., etc., on fait usage de
ce Moyen Naturel une ou deux fois
par jour, en tout temps, c'est-à-dire,
aussi souvent qu'il le faut, pour faire
fonctionner les intestins sainement, librement, copieusement, et journellement, jusqu'à ce qu'ils fonctionnent de
la même manière, sans avoir recours au
Moyen Naturel, ou sans y avoir recours
aussi fréquemment.

§ 109. On sait que les lentilles sont une
nourriture très saine. Depuis qu'Esaü a
vendu son droit d'aînesse pour un plat de
lentilles, elles ont été regardées comme un
mets à la fois agréable, sain et substantiel;
mais la découverte, qui nous occupe, leur
donnera une célébrité bien plus grande
encore. —On les considérera *comme l'aliment le plus salutaire que la nature ait ac-
cordé à l'homme.*

§ 110. Assurément, il n'y a rien d'exagéré
dans l'exposé précédent des propriétés, à
la fois bienfaisantes et extraordinaires, du
Moyen Naturel Warton ; mais, alors même

que *des preuves évidentes* et *des expériences mille fois réitérées* nous eussent induit en erreur, les personnes, qui nous auraient *cru sur parole, en seront quittes* pour s'être nourries, en partie, pendant quelque temps, d'un *aliment agréable, sain, substantiel* et *peu coûteux.*

§ 111. Comme il peut arriver, que plusieurs personnes craignent que leurs intérêts souffrent de cette découverte, il peut arriver, aussi, que plusieurs tâchent de la discréditer. C'est pour cela, que nous engageons vivement tout le monde à en faire l'*expérience soi-même ;* nous prions chacun de n'écouter les conseils de personne dans une affaire si importante. En faisant l'expérience soi-même, on n'expose ni sa santé, ni son argent; en un mot, on ne risque rien ; mais en écoutant l'avis des autres, on s'expose à être trompé *par des gens intéressés ;* on s'expose à être *dupe des préjugés ;* comme on s'expose à *perdre la santé et la force, sans qu'il reste moyen de les recouvrer.* L'avis des autres peut bien nous tromper, mais notre propre expérience ne peut nullement le faire.

9.

§ 112. La *Farine de Lentilles Warton*, ou le *Moyen Naturel*, se trouve, à Paris, seulement à la maison Warton, rue Richelieu, n° 68 ; par conséquent, il n'y a nul dépôt à Paris, ni en province.

§ 113. La Farine de Lentilles Warton, ou le Moyen Naturel, se délivre en paquets, sous le cachet de la Maison. Pour le poids, le prix, etc., de ces paquets, voir l'enveloppe de ce livre.

§ 114. Un imprimé, contenant une explication détaillée de la manière d'employer cet objet, accompagne chaque paquet.

AUX MÉDECINS.

§ 115. Tout médecin, qui s'adresserait à la *maison Warton* au sujet de ce *Moyen Naturel*, en serait approvisionné *gratuitement* en échange de sa simple carte d'adresse, pour le mettre à même de constater, sans aucun versement de fonds, que les résultats obtenus, sont, *bien réellement*, tels que nous les représentons.

FIN.

TABLE DES MATIÈRES.

FIN DE LA TABLE.

AVIS.

Prochainement seront publiés par l'auteur de l'Explication d'une DÉCOUVERTE EXTRA-ORDINAIRE :

1° Principes pour prolonger la vie jusqu'à une extrême vieillesse, en s'assurant une santé toujours parfaite, et la possession de toutes ses facultés ; accompagnés de nombreuses Tables, au moyen desquelles chacun peut, 1°—*en prenant sa manière de vivre pour la base du calcul,*— estimer, à peu de chose près, la longueur de sa vie, et l'absence ou la présence de maladies pendant toute sa durée ; et 2° voir, *quelle manière de vivre il doit adopter,* s'il veut prolonger sa vie par tel ou tel nombre d'années, et s'il veut être exempt de telle ou telle maladie, ou des maladies en général.

2° Exposé d'un grand nombre de cas, qui ont eu lieu dans les hôpitaux de la Grande-Bretagne dans presque toutes les maladies connues, dont la guérison, tentée inutilement par les moyens ordinaires, a été opérée par Abernéthy et Hamilton, à l'aide du SEUL PRINCIPE qui domine partout dans l'opuscule intitulé : « *Explication d'une Découverte extraordinaire ;* » ayant pour but de démontrer, 1°, que pres-

que toutes les maladies sont susceptibles
d'être guéries, d'après CE SEUL PRINCIPE ;
2°, qu'en négligeant ce principe, on manque le
plus souvent d'opérer la guérison ; 3°, que la
santé est susceptible d'être conservée, jusqu'à
la fin de la vie, presque toujours parfaite ; et
4°, qu'en général, la durée de la vie peut être
prolongée jusqu'à une extrême vieillesse.

Imprimerie de Wittersheim, rue Montmorency, 8.

LA FARINE DE LENTILLES WARTON

ou

MOYEN NATUREL

Se trouve seulement à Paris, chez *J. Warton*, rue Richelieu, n° 68 ; par conséquent, il n'y a nul dépôt à Paris, ni en Province.

Elle se délivre en paquets, sous le cachet de la Maison.

Chaque paquet est de quatre kilogrammes environ, et se vend 12 fr.

Nota. La personne qui veut éprouver l'effet de ces Lentilles sur elle-même ne peut pas bien en juger avec une moindre quantité ; c'est pour cela que l'on n'en vend pas moins de quatre kilogrammes.

Un livre, contenant une explication détaillée de la manière d'employer cette Farine, accompagne chaque paquet. Ce petit livre, dont le prix est de 5o cent., est intitulé : « INSTRUCTIONS très détaillées sur l'emploi de la *Farine de Lentilles Warton*, ou *Moyen Naturel*, etc., avec un *Aperçu* sur les causes de la *Constipation ;* —

sur la Maladie opposée, celle du *Relâchement des Intestins;* et sur les *Moyens Auxiliaires* auxquels on peut avoir recours, en cas de besoin, pour se guérir de ces deux maladies, comme sur les moyens de les prévenir; par l'Auteur d'une « *Découverte Extraordinaire.* »

Toute commande pour la Farine de Lentilles Warton ou Moyen Naturel, doit être accompagnée de 12 fr., montant du prix de la Farine; de 50 cent. pour le livre « *d'Instructions,* » et, si elle est pour la province, de 75 cent. en sus, pour la caisse d'emballage, ce qui fait en tout 13 fr. 25 c. On peut faire l'envoi de l'argent, en espèces, par les Messageries, ou en un bon sur la poste, payable à J. Warton, ou à son représentant. Les lettres ou envois doivent contenir, *bien lisiblement,* les noms et adresses des personnes qui écrivent, et doivent être *affranchis;* autrement ils seront refusés.

Imprimerie et Lithographie de Wittersheim, rue Montmorency.

APERÇU GÉNÉRAL.

DU PROSPECTUS QUI SUIT :

Le nouveau petit livre, dont ce Prospectus est destiné à faire connaître la publication, est réellement tel que son titre l'exprime, c'est-à-dire, *« d'une importance si grande, qu'elle touche de près aux intérêts les plus chers de tout individu du genre humain. »*

Pour être accessible à tous, il est publié au prix le plus modique.

On trouvera, plus bas, dans les Observations qui suivent le titre, l'indication du but de ce livre, qui ne pouvait pas être convenablement expliqué dans le titre. Après les avoir parcourues, assurément le lecteur sentira assez leur importance pour dire, avec l'auteur, qu'il n'y a personne qui ne soit profondément intéressé à la « DÉCOUVERTE » dont il est question.

Prix : 1 fr. 50 c.

EXPLICATION
D'UNE
DÉCOUVERTE EXTRAORDINAIRE
DONT L'IMPORTANCE EST SI GRANDE
QU'ELLE TOUCHE DE PRÈS AUX INTÉRÊTS LES PLUS CHERS DE TOUT INDIVIDU
DU GENRE HUMAIN.

« La nature, avare de moyens, est prodigue de résultats. » BICHAT.

PARIS. Le Dépôt de ce Livre est chez Mr WARTON, rue Richelieu, n° 68.

Les explications suivantes suffiront pour donner une idée, assez exacte, de celles qui se trouvent dans le livre sur cette Découverte. Elles forment les « OBSERVATIONS PRÉLIMINAIRES » de l'ouvrage.

OBSERVATIONS PRÉLIMINAIRES.

Dois-je vivre longtemps ou mourir bientôt? c'est là une question qui intéresse l'homme profondément depuis l'enfance jusqu'à un âge avancé; c'est la question qui l'intéresse plus que toute autre.

L'intérêt excessif, qu'il y porte, fait voir avec quel empressement il accueillerait un moyen, par l'emploi duquel il pourrait, presque toujours, avoir l'assurance d'atteindre à une extrême vieillesse.

Et si, au lieu de passer une partie, souvent considérable, de sa vie dans un état habituel de maladie et de souffrance, il pouvait, par l'emploi de ce moyen, avoir cette même assurance, et, de plus, celle de conserver toujours la plénitude de la santé, et la possession de toutes ses facultés, on sent qu'il l'accueillerait avec un empressement encore plus grand.

Dans les siècles passés, on a réussi, jusqu'à un certain point, à persuader aux hommes, que l'on possédait des moyens de leur accorder cette extension de la vie, avec une santé toujours parfaite.

Parmi ces moyens, tout ce qui n'était pas mystère, n'était qu'absurdité ; et les hommes regrettèrent tellement d'y avoir pu croire, qu'ils ne voulurent plus en entendre parler.

La médecine, cependant, depuis ces temps-là jusqu'à nos jours, n'a jamais regardé cette idée, réputée extravagante, comme absurde : la seule absurdité, qu'elle eût reconnue, était dans les *moyens employés* pour reculer les bornes de la vie et conserver la santé toujours intacte. En effet, en admettant l'efficacité des règles hygiéniques, la médecine admet le principe, et le principe étant une fois admis, il n'y a plus de bornes où l'on doive s'arrêter ; car, enfin, en admettant le principe, on admet forcément toutes ses conséquences.

Cependant, par la raison que la médecine n'a jamais pu savoir quels moyens il faut employer pour y réussir, elle n'a jamais voulu en parler davantage. Montrer par le raisonnement que la chose était théoriquement vraie, sans sentir le pouvoir de l'exécuter,

1841

paraissait à la médecine un moyen susceptible, plutôt de se faire regarder comme insensé, ou condamner comme imposteur, que de faire un travail utile.

C'est sans doute pour cela, que l'opinion générale des hommes, sur cette question, est restée ce qu'elle était il y a des siècles, c'est-à-dire, un préjugé ; et on ne peut pas douter qu'elle ne se fût considérablement modifiée, si la médecine avait répandu quelque évidence sur ce sujet, par des travaux et des recherches suivis.

L'auteur, persuadé qu'il peut démontrer que la chose est possible en théorie ; certain de l'efficacité de ses moyens pour réussir dans la pratique ; et convaincu de l'intelligence des hommes pour reconnaître la vérité, et de leur zèle pour défendre ses droits sacrés ; — soumet, dans l'ouvrage qui suit, à l'examen de tous, et ses raisonnements et ses moyens de réussir dans la pratique ; car il ne pense pas qu'il puisse se permettre, légitimement, de reculer devant l'opinion publique, pour le seul motif qu'elle est diamétralement opposée à la sienne, quand il a la conviction, que, quoique seul, il a la vérité pour appui, et lorsqu'il se sent la force nécessaire pour la démontrer. Au reste, il engage ceux qui, par leurs connaissances spéciales, sont appelés à le faire, à examiner la matière à fond, et il propose, pour qu'il n'existe, pour personne, aucun motif de se refuser à son invitation, de fournir gratuitement, aux médecins, les moyens de faire cet examen.

Avant de commencer cet opuscule, il va donner un aperçu un peu plus détaillé de son contenu.

I. L'auteur examine pourquoi, dans l'enfance, la mort fait tant de ravages ; — pourquoi le nombre de ceux, qui meurent jeunes, est si grand ; — pourquoi le nombre de ceux, qui arrivent à un âge un peu avancé, est si peu considérable ; — pourquoi quelques-uns, seulement, atteignent à une extrême vieillesse, toujours saine et vigoureuse ; — enfin, pourquoi la mort est connue parmi les hommes avant le terme de la décadence naturelle

II. L'auteur examine, pourquoi tant de personnes sont si souvent malades ; — pourquoi tant d'autres le sont habituellement ; — enfin, pourquoi l'état de maladie existe parmi les hommes.

Comme résultat de cet examen, —

L'auteur trouve, que, mourir avant le terme de la décadence naturelle, aussi bien que souffrir par l'état de maladie, sont des cas exceptionnels dans la vie humaine ; qu'ils ne sont nullement nécessaires, et, par conséquent, que la mort peut être reculée jusqu'à une extrême vieillesse, et la maladie bannie à jamais ; conséquemment que, conserver et recouvrer l'état de santé, à quelques rares exceptions près, est toujours dans notre pouvoir. L'auteur adopte ces résultats comme principes.

Une comparaison de ces principes, avec ceux reconnus par les médecins les plus renommés de tous les pays, fait voir qu'il n'est rien de contradictoire entre les leurs et ceux de l'auteur.

Enfin, l'auteur s'occupe, —

I. A démontrer comment on peut, presque sans exception de cas, se débarrasser de la maladie avec une grande facilité, et même prévenir son atteinte.

II. A démontrer que, sous ces deux rapports, toutes les maladies sont égales, c'est-à-dire, que toutes sont également faciles à maîtriser, que toutes sont également faciles à prévenir.

III. A démontrer que, sous ces deux rapports, tous les hommes sont égaux, c'est-à-dire, que, sans être médecins, tous sont également capables de maîtriser leurs maladies, que tous sont également capables de les prévenir.

(Nota. Il y a naturellement une exception aux trois démonstrations qui précèdent, c'est quand le malade a laissé à la maladie le temps de faire trop de progrès. Pour empêcher qu'un tel accident arrive jamais, l'auteur indique des moyens certains de le prévenir, moyens très faciles à suivre).

IV. A démontrer que si, pour guérir les maladies, conserver la santé et étendre la durée de la vie, il a été, dans ses travaux, plus heureux que ceux qui l'ont précédé, ce n'est pas que ces médecins niassent la possibilité d'obtenir de pareils résultats, mais parce que l'agent, nécessaire pour les produire, leur était inconnu. C'est dans la découverte de cet agent que consiste la DÉCOUVERTE EXTRAORDINAIRE.

De l'aperçu du livre que ce peu de mots donne, on pourrait présumer que cet ouvrage est plutôt théorique que pratique ; c'est, cependant, tout le contraire, car ces « Observations Préliminaires » indiquent, plutôt les conséquences auxquelles la lecture de l'ouvrage conduit, que la marche que l'auteur a réellement suivie, dans son livre, pour y arriver. L'auteur a fait tous ses efforts pour être pratique ; il a simplifié tout, pour être intelligible pour tous. Par cette raison, et à cause de la manière simple dont le livre est écrit, sa lecture n'offrira rien de compliqué à faire, rien d'abstrait à saisir, rien de difficile à comprendre.

Imprimerie et Lithographie de Wittersheim, rue Montmorency, 8.